吃對鹽
飲食奇蹟

減鹽才是現代的亂病之源！
真正的好鹽，大量攝取也沒關係！
日本養生專家的好鹽救命飲食

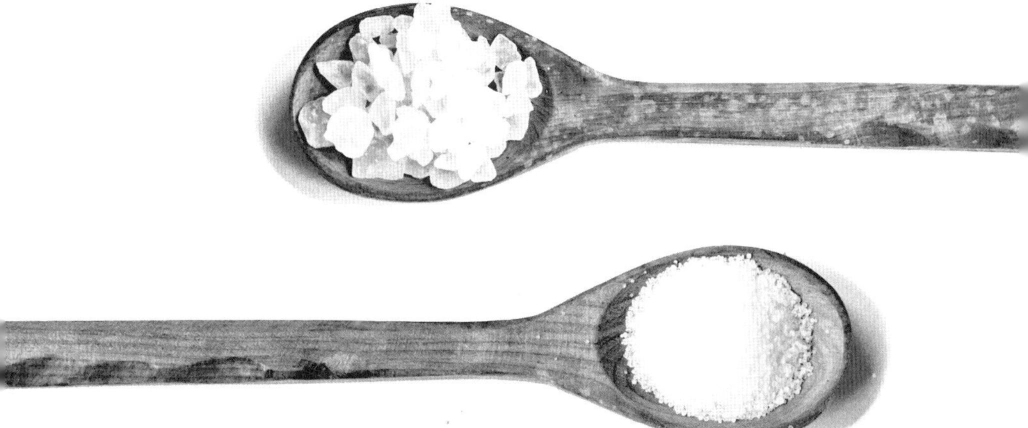

細川順讚 著　劉格安 譯

目錄

前言　鹽供養著你的生命　7

第1章　疾病的原因在於減鹽

假鹽製造出現代人的疾病　12
你知道鹽的標示方法改變了嗎？　15
好鹽與壞鹽被混為一談　20
【鹽分＝不好】的觀念定型，病人持續增加中　24
吃鹽以後「血壓上升的人」與「血壓不會上升的人」　28
減鹽是造成越來越多人情感淡漠的原因？　30
鉀過量會導致細胞鬆弛　33
大腦細胞鬆弛會引發失智症　35
限醣飲食會使老廢物質增加　39
「減鹽與限醣飲食」的下場是心肌梗塞　42
便利商店的便當是造成高血壓的原因？　44

食品業者或餐飲店使用的都是氯化鈉含量百分之九十九以上的鹽 48
持續減鹽會導致腎功能衰退 52

第2章 沒有鹽就無法維持健康的身體

礦物質究竟是什麼？ 58
現代人太缺乏礦物質！ 65
鹽是最佳的礦物質供給來源！ 68
蛤蜊在化學鹽中無法生存 71
用海水輸血的法國醫生 75
最好的鹽非「燒鹽」莫屬 77
覺得好吃的鹽分濃度就是最好的！ 82
嚴格的飲食生活反而會讓人生病？ 85
吃早餐會使老廢物質增加太多！ 90
老廢物質累積在身體的哪裡？ 93

淋巴液會輸送老廢物質 097
「早上的水果是金」是天大的誤解！ 102
高血壓或癌症患者，應該「換鹽」而非「減鹽」 105
失智病、尿失禁增加都與少鹽有關？ 111
鈉與鉀是重要的礦物質 115
鈣與鈉或鉀一樣重要 118

第3章 攝取好鹽就能恢復健康

真正的鹽大量攝取也無所謂 124
食用長時間放置的芝麻鹽很危險！ 126
芝麻鹽的效果保證驚人 130
內心生病的人很多都是因為缺鹽？ 133
持續減鹽也會導致性慾下降 136
超過五十歲血壓正常值一三〇／八五 mmHg 真的沒問題嗎？ 139

第4章 體內環境混亂是致病的原因

保持心臟與血液乾淨就不會生病
提高細胞品質的注意事項
如何才能製造出對的細胞？
只要腸道環境佳，就不會產生異常細胞
食品添加物、味精、農藥會致病
將食品傷害減到最小的飲食搭配祕訣

第5章 好鹽能讓女人與男人都健康美麗！

獨家好鹽美肌＆健康法
百分之十鹽水的製法
鹽水勝過肥皂
鹽水的使用方法
鹽浴泡澡很舒服

鹽浴的方法① 170
鹽浴的方法② 171
用鹽水洗頭髮 172
用百分之〇・三的鹽水沖洗鼻腔 173
用百分之〇・三的鹽水點眼睛 174
用好鹽刷牙 175
鹽也可用於治療異位性皮膚炎 176
小魚乾高湯會導致骨質疏鬆症！ 177
高湯只能用昆布熬煮 181
週末斷食，替身體排毒 184
作者介紹　細川順讚 186

這次在翻閱本書的讀者之中，或許有人因為高血壓或心臟疾病等原因，必須減少鹽分的攝取，不過我先從結論說起好了。

你需要的並不是「減鹽」，而是「變鹽」，也就是改變你所使用的鹽。

首先，鹽到底是什麼呢？

一般人聽到鹽這個字，腦海中想到的或許是海水在太陽底下曬乾後所殘留的白色結晶，但許多在家庭裡用來烹飪或在餐桌上用來調味的鹽，並不是用這種製法做出來的鹽。

詳細內容會在本書進一步說明，但一般市面上的鹽**只是將原鹽（海水或湖水蒸發**

後所得的日曬鹽）溶解後再結晶製成的「再生鹽」，或是**用離子交換膜電透析法，將海水變成純化後的氯化鈉，也就是所謂的「精製鹽」**。

許多人想到的那種海水曬乾後得到的海鹽，大多是含有百分之九十氯化鈉的鹽，這種海鹽主要含有鹵水，而鹵水的主要成分是一種叫鎂的礦物質。

此外，用日曬法得到的海鹽不僅含有鎂，還有七十種以上豐富的礦物質。也就是說，**如果使用精製鹽的話，就無法攝取到這些微量但豐富的礦物質了**。

不過目前日本市面上流通的鹽，大多是氯化鈉含量百分之九十九以上的「精製鹽（化學鹽）」。

為什麼呢？因為那是可以大量且便宜供給的工業用鹽。

可惜的是，從「精製鹽」當中**只能攝取到 NaCl（氯化鈉）這種化學工業製品的成分**，無法攝取到一般常說的天然海水精華。我認為這就是造成現代人健康問題的元凶。

指導民眾透過飲食維持身體健康，是我的畢生志業。我的基本理念是「只要活著就沒有治不好的病，所有疾病都可以自己治癒」。

我們在每天的生活當中一定都會攝取鹽分，即使沒有直接吃下鹽巴，還是有很多加工食品或料理會用到鹽，而且醬油或味噌等調味料當中也含有鹽，所以如果不懂得如何挑選好鹽，很有可能導致健康受損。

換句話說，「攝取好鹽是維持健康的必要條件」。

日本厚生勞動省至今依然鼓勵民眾「減鹽」，這是因為一旦攝取鹽分，導致體內的鈉增加，很有可能造成缺鉀的狀況。鉀是富含於蔬菜或豆類等食品當中的礦物質，一旦體內缺鉀，就會出現全身無力、食欲不振、肌無力症、精神障礙、心律不整等症狀，這似乎就是日本政府鼓勵減鹽的論據。此外，說明中也提到，由於體內具備調整功能，因此即使攝取大量的鉀，也不會造成過量的問題，但假如長期處於這個狀態下，最終將導致調整功能失常，破壞礦物質平衡。

然而事實絕非如此，**如果減鹽過度加上鉀攝取量增加，導致體內鉀過量的話，就會對細胞造成負面影響**。

鈉和鉀本來就是我們身體必須的礦物質，任何一種礦物質攝取過量都是問題。基於這樣的前提，只要不攝取不自然增加鈉成分的「精製鹽」，就可以預防體內鈉過量的問題。另外還有一點務必要知道的是，不適當的減鹽只會造成鉀過量而已。

幾乎所有疾病的原因都是來自飲食或生活習慣的影響。如果不懂得保護自己的身體，了解哪些東西是身體必須的食物、哪些東西不能吃進嘴裡，疾病就永遠不會從這個世界上消失。

目前為止我指導過超過兩萬人，其中有些人徹底實踐飲食生活，並因此克服疾病，也有些人中途放棄，轉而尋求醫師協助。重要的是靠自己治癒的意志。

只要有那樣的意志，重新檢討飲食絕非難事。

一粒鹽雖然非常小，卻是地球賜與我們供養生命的珍貴結晶。只要懂得攝取未經過不自然加工的天然精華，就能夠確實維持健康。

二〇一六年十月

細川順讚

第 1 章

疾病的原因
在於減鹽

假鹽製造出現代人的疾病

不知何時起，「鹽分攝取過量是造成高血壓或疾病的原因」成了日本人的常識。根據二〇一四年日本厚生勞動省調查，高血壓患者的總數已達到一〇一〇萬人以上。

雖然大家說要減鹽已經說了好一陣子，但即使實際減鹽或吃減鹽餐，高血壓還是遲遲沒有好轉，這又是怎麼一回事呢？**如果鹽是造成高血壓的原因，減少鹽分應該可以降低血壓才對，但怎麼會絲毫沒有改善呢？**

關於減鹽這件事，如今已遍及世界各地，即使說減鹽已成為世界的常識也不為過。

但為什麼鹽會變得如此令人避之唯恐不及呢？

那是因為根據一九五四年美國路易斯・達爾（Lewis Dahl）博士在日本進行的流行病學調查，與一九五五年喬治・梅內利（George Mainelli）博士所發表的高血壓相關論文指出，鹽是造成高血壓的原因。

也有記錄顯示，對於從前住在遠離海邊的內陸居民而言，鹽擁有與黃金同等的價值。此外，英文的薪水之所以稱作 Salary，據說也是因為古羅馬士兵的薪水就是鹽。

對我們人類來說如此重要的鹽，是維繫生命不可或缺的元素，應該不至於危害健康才對。

存在於地球上的所有生命本來就是從海洋誕生，而海洋自初始就含有鹽，在海水中誕生的細胞又進化為生命，其中的證據就保留在我們的血液裡，也就是血液中的成分比例與海水一致。

問題在於鹽的品質。餐飲店等地方使用的鹽大多是**精製鹽**，也就是**氯化鈉含量達百分之九十九以上，幾乎不含其他礦物質的鹽**。

反觀日本從以前就稱作自然鹽的鹽，亦即來自海水的「海鹽」，含有七十種以上氯化鈉以外的礦物質。相較於精製鹽，海鹽的味道更為滑順，可以襯托出料理的美味。

那麼鹽不好的地方究竟在哪裡呢？那就是當海鹽經過精製，去除礦物質以後，變成只剩下氯化鈉的鹽，這種鹽會使得細胞萎縮。
米或砂糖也一樣，一旦經過精製就會失去重要的養分或礦物質，對健康無益。

溫習

One Point Review

不使用氯化鈉含量百分之九十九以上的鹽！

自二〇一〇年四月起，日本的製鹽業者與進口業者共同制定了一套適用於商品包裝的用語或標示方法等規則，好讓消費者更容易理解，那套規則就是獲得公平交易委員會認可的「食用鹽標示相關公平競爭規約」。

之所以有這項規定出現，是因為以往的主流是「離子交換膜製鹽」這種化學鹽，而為了與這種鹽相互區別，市面上也有「自然鹽」或「天然鹽」等產品。

在化學鹽VS自然鹽的架構底下，若標示「自然鹽」或「天然鹽」，很容易讓人聯想到傳統的美味鹽，但其實當中也有以便宜進口鹽為原料的產品，因此為了避免群眾誤解，才**開始禁止使用「自然鹽」或「天然鹽」等標示**。

除此之外，像「富含礦物質」或「有益健康」等標示，也變成唯有通過國家認可的醫藥品才能夠使用。

新的標示方法有六大重點：

①標示製造方式的義務化。

②包含地域名稱在內的標示基準。

③明確規定原料名稱。（僅限海水、海鹽、岩鹽、湖鹽等）

④不能使用的標示。（自然鹽、天然鹽、富含礦物質、有益健康、具美容效果等）

⑤設定低鈉鹽（氯化鈉以外的鹽類含量達百分之二十五以上）、減鹽（氯化鈉含量百分之五十以下）的標示基準。

⑥公正標誌的標示。

滿足這些條件的鹽都可以在零售商店裡買到。

但關於製造工法的部分，即使寫出「溶解・立釜」、「溶解・平釜」、「逆滲透膜」、「離子膜」等，一般人應該也看不懂吧？

不能否認的是，這套關於鹽的標示方法，最初雖然是為了讓消費者更好懂才制定的，但現在反而變得更難以理解了。

如果消費者沒有先了解立釜、平釜、離子膜、逆滲透膜、天日鹽等製鹽相關用語，就無法判斷哪些鹽是好鹽，哪些鹽是壞鹽。

無論如何，請藉此機會學習選擇「真正好鹽」的知識，以達到提升健康力的目標。

學會看懂鹽的標示。

鹽的標示方法

在商品名稱中使用地名的鹽
若有使用到商品名稱中的地名以外的產地原材料，則有義務在同一視線範圍內標示出原料的產地與名稱。

公正標誌
只要協議會認可標示內容正確，即可附上公正標誌。標誌位置可以自由決定，因此有時也會出現在背面。

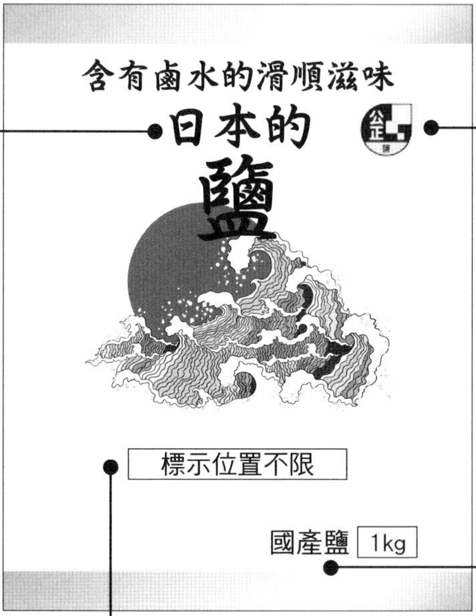

低鈉鹽
若含有 25%以上氯化鈉以外的鹽類，即有義務標示為「低鈉鹽」。若氯化鈉含量在 50%以下，有時也會使用「減鹽」等用語。凡是屬於低鈉鹽的產品，一律有義務標示出需在醫師指示下使用的注意事項。

國產鹽
若使用的原料為國產，製造地點也在國內，即可標示為國產鹽。

統一標示【義務標示】

根據食品標示法等規定標示的項目，其中也有項目使用規約所制定的用語。

用語的使用標準

為了避免消費者誤認商品優於實際內容，對於規約或規則中制定的用語，設有使用相關的自主標準。

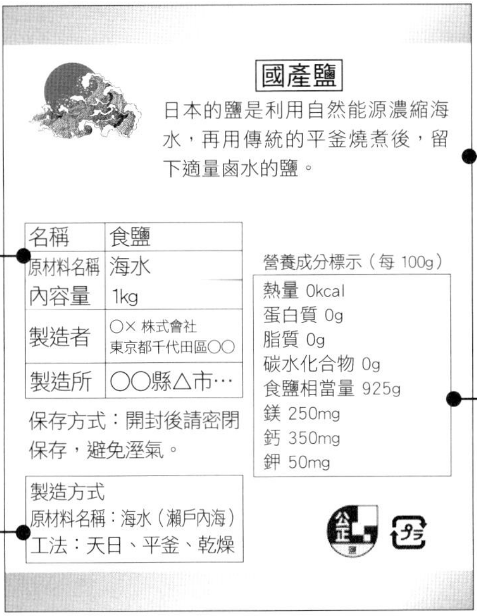

製法標示【義務標示】

標示原材料的種類、產地與製鹽的所有工法。工法部分必須以規定用語標示出將原材料製成鹽的所有工法。

營養成分標示【義務標示】

標示成分時，必須按照食品標示基準的規定進行標示。

出處：日本食用鹽公平交易協議會網站

好鹽與壞鹽被混為一談

這裡必須先釐清的是區分「好鹽」與「壞鹽」的方法。

地球上的鹽分成三種，第一種是來自海裡的「海鹽」，第二種是可以在喜馬拉雅山脈等山區採集到的「岩鹽」，最後一種則是可以在玻利維亞的烏尤尼鹽沼、以色列的死海或美國的大鹽湖等湖泊採集到的「湖鹽」。

其次，若以鹽的製法來分類，可分成天然海鹽、再生加工鹽和化學鹽三種。

「天然海鹽」是把海水導入鹽田裡，再用太陽與風力製造出鹽的結晶。

「再生加工鹽」是用平釜熬煮日曬過的海鹽來製鹽。

「化學鹽」是透過離子交換膜將進口的日曬海鹽或岩鹽，製成氯化鈉含量達百分之九十九以上的鹽，亦稱精製鹽。

剛進口的日曬海鹽雖然是含有豐富礦物質的平衡狀態，但由於這種狀態下的海鹽含有細菌或病毒，因此不能立刻作為食用的用途。

因此才需要在兼顧殺菌的目的下進行製鹽。一般採用的製鹽方法，是透過「離子交換膜」進行製鹽。

這種方法**雖然具有高度殺菌效果，但缺點是會把氯化鈉以外的有用礦物質一併去除**，這樣一來就無法從鹽當中攝取到豐富的礦物質。

所謂的好鹽，就是礦物質平衡的鹽，因此唯有從海裡採集的鹽屬之。使用平

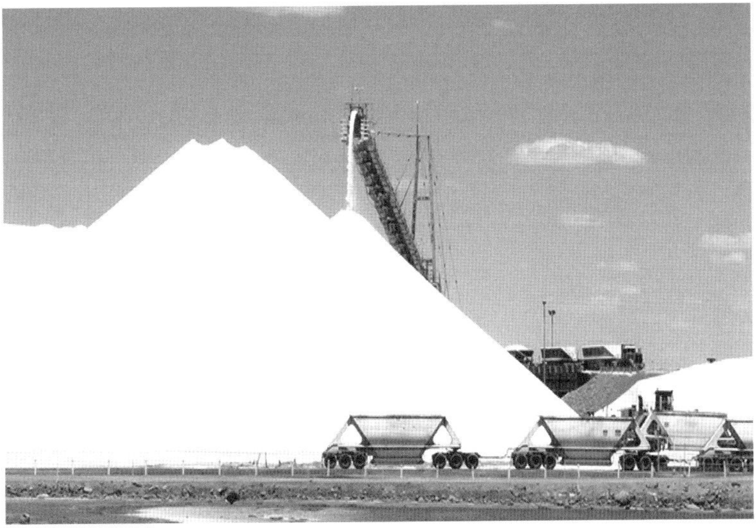

西澳大利亞黑德蘭港的鹽倉（貯藏所）。

釜熬煮海水製造出的鹽結晶，也是礦物質平衡的鹽。

另外，岩鹽雖然也很受歡迎，但從礦物質平衡的角度來看，幾乎沒有岩鹽像海鹽那樣平衡。

說到岩鹽，較古老的約形成於五億年前，較新的大多形成於兩百萬年前。

不過有些礦物質已在漫長的歲月中消失，而且隨著時代更迭，地底下所含的有害金屬可能也都溶解在一起，因此不見得越古老就越好。

湖鹽也一樣，烏尤尼鹽沼是安地斯山脈在超過一億五千萬年前隆起後，積

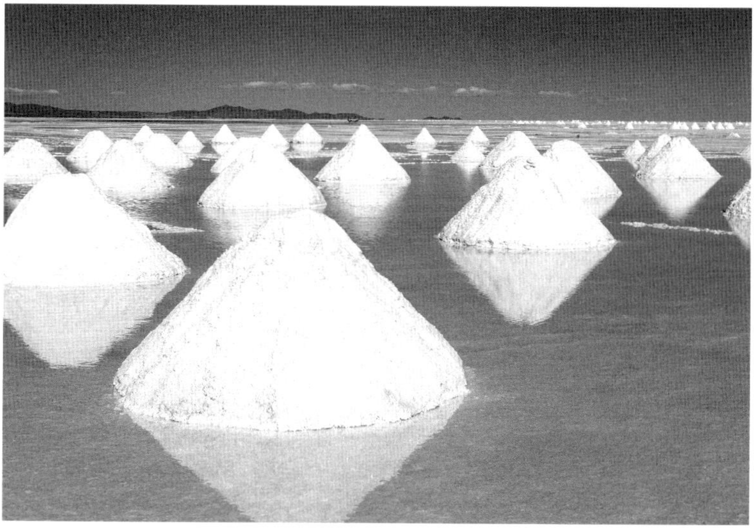

玻利維亞烏尤尼鹽沼的鹽田。

留在山上的海水，在那種狀態下形成的鹽並不是礦物質平衡的鹽。

那麼世界上哪些國家的海水比較好呢？答案就是附近沒有工廠排水或排放汙水的設施，亦即在沒有環境汙染的地方海水是比較好的，其中最好的應該就屬西澳大利亞、墨西哥、伊豆大島和沖繩了吧。

溫習
One Point Review

礦物質是不可或缺的無機物，過與不及都不好。

【鹽分＝不好】的觀念定型，病人持續增加中

雖然減鹽的趨勢逐漸在世界上蔓延，但究竟鹽是從何時開始變得令人唯恐避之不及的呢？起因來自於一篇美國的論文，研究內容指出「鹽分攝取過量是造成高血壓的原因」。

據說在距今六十多年前的一九五三年，美國高血壓專科醫師梅內利博士曾經連續六個月餵食十隻實驗用的老鼠，並在牠們的食物當中混入比一般食物多二十至三十倍的鹽，最後十隻當中有四隻高血壓，其餘六隻的血壓則毫無變化。

這個實驗結果傳到全世界以後，各國開始投入各式各樣的實驗，但那些實驗的目的，似乎都是為了導出「鹽會引起高血壓」的結論。

梅內利博士的實驗也一樣，其實十隻有六隻血壓沒有變化，四隻出現高血壓，只

是代表有些老鼠對鹽的敏感度高，有些老鼠對鹽的敏感度低。

也就是說，**血壓升高的四隻老鼠因為對鹽的敏感度高，所以才變成高血壓。同理，各國進行實驗的結果也只是預先看到對鹽敏感度高的老鼠，才會導出同樣的結論。**

其後，美國的高血壓專科醫師達爾博士也在一九六〇年發表一篇論文，內容是針對鹽的攝取量與高血壓之間的關係所進行的調查。

達爾博士注意到日本東北地區有很多高血壓患者，因此便在東北地區與九州地區調查「食鹽攝取量與高血壓的發病率」。

結果他發現，在一天攝取十四公克食鹽的九州地區，高血壓發病率是百分之二十，一天攝取二十七至二十八公克食鹽的東北地區，高血壓發病率則高達百分之四十。

但連外行人也知道，由於東北地區氣候嚴寒，室內與室外溫度差異大，因此血壓升高也有一部分是溫差造成；反觀溫暖的南部地區，在氣候方面則沒有會造成血壓升高的要因。

研究高血壓的世界級權威青木久三博士（一九三三年～一九九〇年）對這些學說提出不同見解，並延續梅內利博士的實驗進行了幾項實驗。

實驗內容是將有高血壓的老鼠分成四組，分別餵食牠們「三分之一低鹽分餐」、「一般鹽分餐」、「十倍的高鹽分餐」，並且各自提供「不含鹽分的飲用水」，剩下一組則提供「十倍的高鹽分餐」與「鹽分含量百分之一的飲用水」，總共進行三十週的時間。

結果與梅內利博士的實驗一樣，被餵食十倍高鹽分餐與鹽分含量百分之一飲用水的老鼠，最後血壓升高並且死亡。

不過這也是理所當然的事，**畢竟老鼠的三十週換算成人類壽命，相當於四十年的時間，在這麼長的歲月裡強制攝取高鹽分餐，血中鈉濃度自然會升高，進而引起腎臟衰竭**。

即使如此，活到三十週也算是相當了不起了。

青木博士的結論是，老鼠死亡的原因並非高血壓所致，而是因為體液失去平衡，無法排泄食鹽所致。

因此結論是**「食鹽的攝取與高血壓」沒有因果關係，而且「即使攝取高濃度的鹽分，只要喝水，有排尿能力，血壓就不會升高」。**

One Point Review

鹽並不是造成高血壓的原因。

吃鹽「會血壓上升」與「不會血壓上升」的人

青木博士說：「在一百人之中，大概只有二到三人的血壓，會因為減鹽而下降。」比起攝取鹽分導致血壓上升的人，有更多人的血壓毫無變化。

多數情況下，**鹽分的攝取並不會直接對血壓造成影響**，不過確實還是有極小部分的人，會因為攝取鹽分而導致血壓上升。

這種類型的人叫做「鹽分敏感度高的人」，但大部分的人都屬於「鹽分敏感度低的人」，即使攝取或減少鹽分，也不會對血壓造成太大的影響，所以沒有必要因為血壓高就勉強減鹽。

過去為了證明「高血壓＝鹽」而進行過各種實驗，但過程中唯一發現的是，過度減鹽將導致「身體倦怠」、「沒有心力工作」或「情感淡漠」等弊害。

無論如何，**九成的高血壓患者是屬於遺傳所造成的本態性高血壓，其餘一成則包括生活在寒冷地區等環境所造成的高血壓，或因為肥胖、失眠、被迫處於過勞環境所造成的高血壓，以及生病所造成的高血壓。**

一百人之中大約只有兩人必須因為血壓高而減鹽。

把各種情況混為一談，強迫所有人都必須減鹽，是一件非常不合理的事。

「鹽分攝取過量」並不等於「高血壓」。

減鹽是造成愈來愈多人情感淡漠的原因？

日本人對政治關心的程度越來越低，簡直就像與減鹽的滲透程度成正比一樣。

當然，鹽並不是造成越來越多人情感淡漠的唯一原因，但據信也是造成這種現象的誘因。

有一些關於鹽如何影響生命與心理的故事。據說在第二次世界大戰結束後，日本兵為了從滿洲國搭船歸國，大批軍隊往港口的方向行進，途中卻有日本兵不支倒地。根據存活下來的軍隊描述當時的狀況，聽說他們會事先在口袋裡放鹽，再一點一點地舔，而途中身亡的軍隊不知道是沒有舔鹽，還是沒有被分配到鹽巴。

聽說在中國地區，戰爭前也會發鹽給軍隊以鼓舞士氣。

由此可知，鹽從以前就是非常珍貴的活力來源，所以歷史上才會有人為了爭奪鹽而爆發戰爭。

聽說在美國地區，只要提供犯下凶惡罪行的人去鹽飲食，他們就會變得老實乖順，簡直判若兩人。由於不攝取任何鹽分會危及性命，因此一天三到五公克是去鹽的基準量，實際需求則依體型而異。

附帶一提，一天的必要鹽分是十到十五公克，建築工人等從事體力勞動工作的人，一天則需要二十公克左右。

至於去鹽為何會使人情感淡漠呢？那是因為細胞裡的水分含有較多的鉀，細胞外的水分則含有較多的鈉。

因此，**生活當中若攝取較多的鉀，水分就會從外面進入細胞內。如此一來，細胞就會越來越鬆弛。在長壽飲食法當中，膨脹又稱「鬆弛」**。

一旦細胞本身鬆弛，不僅鉀與鈉失去平衡，連體液的成分也會失衡，因此細胞的運作就會衰退。

這可以說是全身上下細胞的通論，但失去幹勁主要是腦細胞鬆弛會出現的現象。

久而久之，人會變得對任何事情都很消極，一切都交給別人處理，只能思考自己的事情而已。

讓人不免覺得這完全符合日本的現狀。由於大家都不關心與自己無關的事，因此選舉時有一半以上的人不去投票，實在令人感到悲哀。

溫習
One Point Review

腦細胞一旦鬆弛，就會失去幹勁。

鈉過量會導致細胞鬆弛

前面提到化學鹽含有百分之九十九以上的氯化鈉，如果每天攝取這樣的鹽，身體的健康力就會日漸下降。

我們的身體約有三十七兆個（二〇一三年從六十兆個改為三十七兆個）細胞，這些細胞很小，大約是十到三十微米，細胞裡面與細胞外側都充滿水分。**細胞裡的水分稱作「細胞內液」，細胞外側的水分稱作「細胞外液」，水分、鉀與鈉必須持續保持平衡才行。**

在正常情況下，細胞內液與細胞外液的鉀與鈉會處於平衡狀態，但當細胞外液含有太多鈉時，由於必須加以稀釋，因此在大量飲水增加細胞外液的水分後，身體就會水腫。

如果細胞內液含有太多鉀，水分就會進入細胞內，導致細胞膨漲。細胞一旦膨脹，細胞膜本身也會延展。細胞膜是一層非常薄的膜，構造相當複雜。

細胞膜一旦延展，不僅細胞膜原本具備的功能會衰退，身體的平衡也會瓦解。

如果只是初期的階段，最多會帶來疲勞感或倦怠感等不適的症狀，但若長期持續下去，很有可能會引發明確的疾病。

溫習

One Point Review

鉀過量會造成身體不適。

如果一邊減鹽一邊攝取大量蔬果，腦細胞會因鉀過量而鬆弛，造成腦部嚴重損傷。

如果在腦細胞鬆弛的時候，**大量攝取肉類、魚類、牛奶等蛋白質與油脂，這些蛋白質不但不會被轉換成能量，還會變成多餘的東西，進而形成老廢物質**。如果身體健康的話，多餘的蛋白質會被分解為尿酸，可以透過尿液排泄出去，脂肪可以被分解為二氧化碳與水排出體外。

然而現代人的肝臟忙於處理食品當中的添加物、農藥或化學物質，因此相當疲弱。如果在這樣的狀態下，**肝臟無法負荷老廢物質的處理，體內就會生成 AGE（糖化終產物）**。這是由蛋白質、油與醣類結合而成，由於不溶於水，因此會累積在細胞周圍的各個角落。

包含腦細胞在內，假如全身的細胞因為鉀過量而鬆弛，**體內又開始累積 AGE 的話，不僅會造成失智症，還會引發心肌梗塞、腦中風，若累積在骨頭就會變成骨質疏鬆症，累積在眼睛就會成為白內障的原因**。

目前已確認 AGE 就是造成老化的物質，與糖尿病的關聯也正在研究當中。AGE 會累積在細胞周圍，倘若細胞外液流動順暢就不會堵塞，若流動不順暢就會逐漸堵塞。

如果飲食內容好的話，即使稍微累積也會立刻被沖走，但若料理的食材不好的話，就無法代謝掉。

最近甚至連三十幾歲的人都開始有 AGE 的類似物質（β類澱粉蛋白）累積在腦細胞，但即使有微小梗塞（細胞死亡）也幾乎沒有自覺症狀，因此通常都會遭到忽視。

這樣的人如果連續好幾年都不改變飲食習慣的話，總有一天真的會發生腦中風或心肌梗塞。雖然說沒有自覺症狀，但只要是疾病，就一定會出現一些徵兆。

例如覺得「最近對什麼事情都意興闌珊」、「失去好奇心」、「缺乏意志力」、「做什麼都沒有成就感」、「很容易忘東忘西」或「記得以前的事情，但想不起最近的記

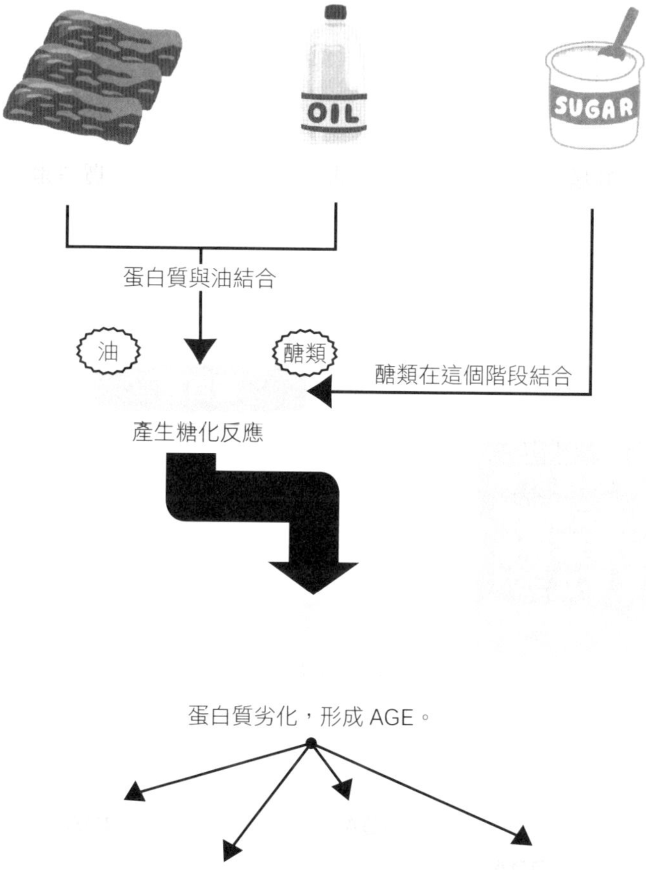
OIL
SUGAR
蛋白質與油結合
油
醣類
醣類在這個階段結合
產生糖化反應
蛋白質劣化，形成 AGE。

憶」。一般出現這種症狀時，很多人都會自我安慰說是年紀或疲勞的關係。

最大的問題是，因為沒有攝取對身體好的鹽，所以腦細胞變鬆弛了。**如果只攝取化學鹽或使用化學鹽進行減鹽，就有可能在三十幾歲的階段出現這樣的症狀。**

溫習
One Point Review

在鉀過量造成腦細胞鬆弛時，有AGE累積是超危險的事！

限醣飲食會使老廢物質增加

「不吃或減少碳水化合物」的限醣飲食，已經普及到幾乎所有日本人都知道的程度。另一方面，如今有很多人因為限醣飲食而吃壞了身體，只是**也有很多人沒有注意到限醣飲食是造成身體變差的原因**。

想要採行限醣飲食的人，有些是因為身材肥胖，有些是糖尿病患者或高危險群，最近似乎也有女性為了減肥而採行限醣飲食。如果聽到別人說：「我一個月瘦了十五公斤！」那麼強烈渴望減肥的人確實會感到躍躍欲試吧。

如果從每天的飲食當中排除碳水化合物，對於那些平常過著暴飲暴食的不規則飲食生活的人來說，因為由醣類所形成的老廢物質減少，自然會感覺身體沒那麼疲憊、肌膚變美或是頭腦變清楚了，但這只不過是和以往飲食習慣下的身體狀態相比而已。

限醣飲食禁止的食物包括白米、麵包、烏龍麵、含有砂糖的甜點等碳水化合物。除此之外，醣類含量多的馬鈴薯、蕃薯等食物也不能吃，改以醣類含量少的蔬菜為主。

除了攝取蔬菜，基本上會從肉類、魚類、火腿、香腸等食物攝取充分的蛋白質。

但事實上，**蔬菜或穀類當中所含的醣類是優質的澱粉，所以一旦停止攝取這些食物，營養就會失衡**。

對人類來說，效率最高的能量來源就是醣類（碳水化合物），只要經過徹底分解，最後就會變成汗或尿等水分與呼吸的二氧化碳排泄出去，因此不會殘留老廢物質。

不過在不攝取碳水化合物的情況下攝取肉類、魚類、牛奶等動物性食品，肝臟雖然會將油與蛋白質分解成葡萄糖來使用，但兩者在過程中卻都會產生沒有用的東西，最後不僅會變成老廢物質，連活性氧類也會增加。

由於油與蛋白質的老廢物質凝固後不溶於水，因此也會累積在細胞與細胞之間（結締組織）或動脈中。此外，一旦活性氧類傷到動脈，血小板就會蓋住傷口以修復受傷的地方，但如果血中有許多膽固醇，膽固醇就會附著在周圍，形成斑塊。此時，若紅血球或白血球也凝固的話就會變成血栓，萬一堵塞在腦部、肺部或心臟就會引起嚴重的事態。

攝取動物性食品卻不攝取碳水化合物就會形成血栓。

「減鹽與限醣飲食」的下場是心肌梗塞

曾經有人在歐洲進行過一項有關肉食的大規模世代研究（Meat consumption and mortality — results from the European Prospective Investigation into Cancer and Nutrition.），最後的結論是如果採行以肉食為主的飲食生活，很多人會死於心肌梗塞或癌症。

美國和歐洲地區的世代研究均顯示，在減鹽造成鉀變多，導致細胞鬆弛的情況下，假如採取以動物性食品為主的限醣飲食，將會提高危險性。

動脈不可能在一、兩天之內就形成血栓，唯有長年的飲食習慣汙染血液，才有可能形成血栓。

危險的是，據說有不少人在開始採行限醣飲食後，不到一年就反應說身體有某些地方不舒服。此外，**限醣飲食也很有可能是加快血栓形成的誘因**。

若不乾淨的血液長期在體內循環，身體遲早會有某些部位出現問題。若血栓形成於心臟的冠狀動脈，恐怕很有可能導致心肌梗塞。

假如平常飲食以糙米、素食和含有礦物質的好鹽為主，不吃動物性食品，讓血液維持在乾淨的狀態，那麼當有小的血栓出現時，應該會立刻溶解掉吧。

One Point Review

好鹽與飲食可預防心肌梗塞。

便利商店的便當是造成高血壓的原因？

街上到處都有便利商店，想要隨便買點東西的話，是非常方便的選擇。不少人工作忙到沒時間去吃飯時，也會去便利商店買便當。

忘記是幾年前的事了，西日本新聞出版的專刊《餐桌對面2》中，有一則非常有趣的報導，內容是關於福岡縣內某戶養豬農家。

報導開頭是「大約兩年前，福岡縣某戶養豬農家發生一起『事件』」，內容提到母豬持續發生胎死腹中、畸形或體質虛弱、透明的羊水變得像咖啡一樣混濁等狀況。

為什麼會發生這樣的事呢？

受害的母豬長期被處理便利商店等即期食品的回收業者餵食，經常吃他們帶來的便利商店便當或御飯糰。

許多便利商店便當中含有的添加物

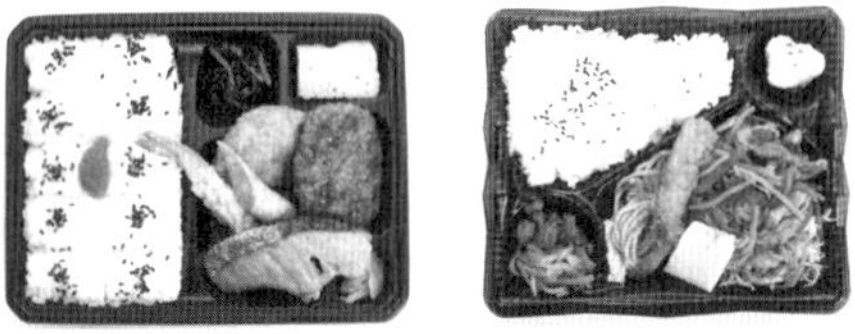

- 酸度調節劑

非指特定物質，而是磷酸鹽、檸檬酸、檸檬酸鈉、己二酸等的統稱。用於防止食品變質或變色，穩定品質。經常被添加在御飯糰或便當裡，以抑制細菌的增生。

- 甜味劑

山梨糖醇（山梨醇）等。除了可以添加甜味，也被用來當作抑制細菌的防腐劑。

- 防腐劑

山梨酸等。經常被添加在魚漿、佃煮、味噌、醃漬物當中。若與保色劑（雅硝酸鈉）一同攝取，有可能在體內形成致癌物質。

- 調味料（胺基酸等）

以 L- 麩酸鈉為主。毒性雖然不強，但一次大量攝取的話，可能會造成心悸或有灼熱感。

- 食用色素

焦糖、胭脂紅、類胡蘿蔔素、紫膠等，目的是讓食品的顏色更好看。雖然有分天然色素與化學合成色素，但兩種都是添加物，因此皆應避免。

- 保色劑（亞硝酸鈉）

用於防止食品的暗沉。添加在火腿、香腸、培根等食物當中，長期攝取可能有高度致癌性。

- 加工助劑

次氯酸鈉等。具有防止氧化、漂白、殺菌等作用，用來防止蔬菜變色。由於加工助劑可免除標示，因此有可能未列示出來。

為了節省豬飼料錢，據說那些豬每天都吃三公斤的便利商店即期便當或御飯糰。最後有二十五頭母豬受害，白白犧牲了兩百五十隻原本應該被生下來的小豬。

便利商店便當很恐怖。雖然不是說所有的便利商店便當都這樣，但**為了避免造成食物中毒，有些便當會使用到二十種以上的食品添加物**。假如每天吃的話，就算出現什麼健康問題也是很合理的事。

況且不能否認的是，為了壓低便當的成本，調味料也都是一些便宜的東西，使用的鹽也是氯化鈉含量達百分之九十九以上的化學鹽。

便利商店便當中使用的食品添加物有化學調味料、合成防腐劑、保色劑、食用色素、合成食用色素、酸度調節劑、漂白劑、殺菌劑、防黴劑、甜味劑、苦味劑、香料、黏著劑、安定劑、乳化劑、抗氧化劑、酸味劑、營養強化劑等等。

其中合成防腐劑又包括苯甲酸鈉、山梨酸鉀、聚離胺酸、丙酸鈣、丙酸鈉、魚精蛋白等，因此**若提取所有的食品添加物，種類將達到一百種以上**。

照這樣看來，好像食品添加物對健康的傷害比較大，相較之下，使用化學鹽似乎就不是什麼大不了的事了。

明明使用了如此有害的食品添加物，卻還有人能夠毫不猶豫地買來吃，簡直令人不敢相信。

製造商的說法是，**因為是日本厚生勞動省認可的食品添加物，所以很安全**。如果真的是這樣的話，就不會發生前面提到的豬隻受害案件了吧。

溫習
One Point Review

便利商店便當含有恐怖的食品添加物。

食品業者或餐飲店使用的都是氯化鈉含量百分之九十九以上的鹽

我想應該有很多人覺得「鹽是造成高血壓的原因，所以必須從每天的飲食當中減去鹽分才行」，而過著辛苦的減鹽生活吧？

市面上有許多配合減鹽而生的商品，例如減鹽醬油、減鹽味噌、減鹽醃漬物等。據說日本厚生勞動省為了讓整個社會的減鹽觀念更加普及，還認為必須向食品加工業宣傳，並且正在研擬相關方案。

若國家與企業聯手推動減鹽，究竟會對我們的健康造成什麼影響呢？目前市面上廣泛流通的便宜化學鹽並不含礦物質。表面上說是為了健康著想，實際上卻是在腐蝕國民的健康。

國家或企業聯手推動減鹽，究竟對誰有好處呢？由於國民的健康會受到損傷，因此是受害的角色。說來說去，推動減鹽能夠獲益的，還是企業與政府。可以想見，當國民變得意志消沉，自然沒有力氣反抗上面的人決定好的事情。

令人不解的是，明明世界各地的研究人員已經表明減鹽有害健康了，為什麼還要推動減鹽呢？

事實上，減鹽看起來不僅沒能改善高血壓的症狀，而且降血壓藥與減鹽會對身體造成什麼影響呢？

人之所以會罹患高血壓，是因為身體判斷必須提高血壓，才會讓血壓上升，所以光用藥物降低血壓卻不探究其中的原因，只會破壞生理平衡而已。

在《不老的方程式》（和田秀樹著／文藝春秋出版）一書中，新潟大學安保徹教授提到：「服用降血壓藥會讓交感神經緊張，血液不會流向腦部，於是人很快就會癡呆。換句話說，即使因為年紀大了，血壓升高，也不能為了降血壓就隨便服用藥物。」

安保徹教授又說：「有非常多的高齡者罹患白內障或青光眼等眼睛疾病。我曾讓幾位眼科醫師向患者確認他們有沒有服用降血壓藥，結果有非常多人都有在吃血壓的藥物。眼睛、腦部或腎臟等器官對於供血不足相當敏感，若服用降血壓藥會有受傷的危險。」

由此可知，雖然藥物並不是唯一的原因，但在減鹽與藥物的相乘效果下，患者可能會很快出現血管方面的疾病。

食品業者陸續推出減鹽商品，但由於製品中使用的鹽都是氯化鈉含量百分之九十九以上的化學鹽，因此唯一能攝取到的礦物質就是鈉。

攝取進體內的鹽，如果不是礦物質平衡的鹽，將會造成很大的差異。

食品一旦透過加工精製，原本含有的許多營養成分就會變少。糙米去糠變成白米以後，也不能說是對健康有益的食品了。砂糖經過精製以後也是，因為變成了白砂糖，所以失去了其中的礦物質。

即使努力採行減鹽飲食，使用的鹽還是氯化鈉含量百分之九十九以上的鹽。減鹽會破壞身體的礦物質平衡，而且持續攝取品質不好的鹽，反而違背了最初想要改善健康的目的。

假如盲目地投入減鹽，最後肯定會付出極大的代價。

只要將食品業者或餐飲店使用的鹽改成好鹽，就能夠確保健康。

腎臟具有過濾血液，排出老廢物質的重要功能。

腎臟當中有數萬個像毛線球一樣，由毛細血管所構成的腎小球，這些毛細血管扮演著過濾器的角色，**每當含有過量鉀的血液流經腎小球，血管本身就會擴張，變成膨脹的狀態**。

當膨脹的血管互相擠壓，導致血流不順，就無法順利過濾血液，因此必須提高血壓，好讓血液通過腎小球。這時，腎臟就會開始讓血管收縮，以提高血壓。

假如一直處於這樣的狀態，腎小球裡的血管就會在壓迫下逐漸硬化，血流越來越不順暢，並且開始累積老廢物質。因為會對血管造成負擔，所以血管就會越來越脆弱。

如此一來，就會引起慢性的腎小球腎炎。

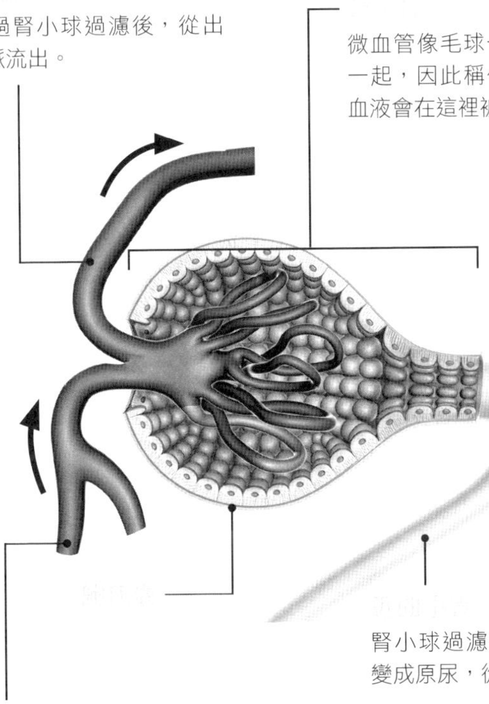
血液經過腎小球過濾後，從出球小動脈流出。
微血管像毛球一樣聚集在一起，因此稱作腎小球。血液會在這裡被過濾。
腎小球過濾出來的物質變成原尿，從這裡流出。
血液在過濾之前，從入球小動脈流入。

腎臟中有數萬個腎小球，**當腎小球一個接一個慢性發炎，過濾功能就無法充分發揮作用，於是血液中的老廢物質就會越來越多**。

血管與細胞一樣，當血液中含有太多鉀時，血管就會鬆弛；若含有太多鈉時，血管就會收縮，變得又細又硬。如此一來，腎小球的過濾就無法順利進行。換句話說就是洞口變小，導致血流變得不順。

因此，**無論是鉀過量或鈉過量都對身體不好，兩種情況都會造成腎功能障礙**。

鉀過量會使血管擴張，鈉過量本來就會使血管收縮，因此兩者皆會造成血壓上升，腎功能下降。

現代醫學是否過於單方面地要求人們減鈉，卻對於鉀過量也會造成腎功能障礙一事疏於研究呢？

此處所說的鈉，就是氯化鈉含量百分之九十九以上的化學鹽。為了避免腎功能障礙，必須攝取礦物質平衡的好鹽才行。

只含有鈉的鹽與礦物質平衡的鹽，進入身體以後的作用截然不同。

溫習

One Point Review

鈉過量會使腎臟的腎小球血管，變得又硬又細，阻礙過濾。

第 2 章

沒有鹽就無法維持健康的身體

礦物質究竟是什麼？

礦物質與水一樣是支持生命的重要營養素，在生命的維持上扮演極重要的角色，並與醣類、脂質、蛋白質和維生素並列五大營養素。由於礦物質是無法在體內自行生產的無機物，因此唯一的方法就是從食品當中攝取。

存在於體內的礦物質雖少，全部大約只占體重的百分之四・三五，但在所有細胞內都發揮著非常重要的作用。

雖然關於礦物質並沒有明確的定義，但在營養學中，除了形成有機物的碳、氧、氫、氮等元素之外，其他全部的元素都被視為礦物質。目前為止發現的元素有一一八種，其中除了四種有機物元素和人工元素之外，其餘八十八種都是礦物質。少了其中任何一種，都無法維持我們的生命。

舉例而言，一旦失去氧氣，人與動物都無法生存下去；一旦失去鐵，不但無法製造火車、汽車、飛機，連我們的健康都無法維持下去。

所謂的元素，就是構成地球上所有東西的物質，舉凡草木、貓狗，甚至我們人類都是由元素所構成。

構成人體的主要元素約有七十種，其中六十六種是礦物質（無機物），其餘四種則是有機物，也就是氧、碳、氫以及氮。

礦物質無論過與不足都會使身體發生異常，尤其在十六種必需礦物質中，只要有任何一種不足就會引起嚴重的問題，若顯著不足的話，還會演變成危及生命的狀況。

存在於體內的礦物質中，比例較多的鈣、磷、鉀、鈉、硫、氯、鎂等七種稱為主要礦物質，其中除了硫與氯，若缺乏其餘任何一種礦物質，將引起各種缺乏症。

其餘的鐵、鋅、銅、錳、碘、硒、鉬、鈷、鉻等礦物質則稱為微量礦物質，不過我認為氟也是重要的微量礦物質之一。

過量的影響	富含礦物質的食物	必要攝取基準量
錯亂、昏睡／對循環器官造成負荷（高血壓等）／組織硬化（動脈硬化等）／水腫	鹽／味噌／醬油／酸梅	1.0g
麻痺／心臟功能衰退／循環系統功能衰退／水腫、虛寒／內臟下垂	豆類（黃豆、紅豆、黑豆）／蒜頭／菠菜／青花菜／馬鈴薯	2.0g
腎臟障礙／精神障礙／誘發關節炎、結石等／高血鈣症	羊栖菜／裙帶菜／昆布／芝麻／黃豆	1.0g
血壓低下／心臟障礙（心跳節奏不穩定）／呼吸障礙／下痢	羊栖菜／昆布／黃豆／花生／腰果	0.3g
血中酸性老廢物質增加／骨骼障礙／腎臟功能障礙	芝麻／蕎麥／糙米／糠／酵母／黃豆／蠶豆／海苔	0.9g
無	糙米／大麥／小麥／黃豆／芝麻／蕎麥／韭菜／蒜頭／白蘿蔔／洋蔥	無

※ 節選筆者認為必要的主要礦物質與其必要攝取基準量。

礦物質名稱	主要作用與效用	缺乏的影響
鈉	維持酸鹼平衡／保持組織中的水分／調節細胞活動（鎮定神經、肌肉）／促進排泄	細胞內水分過剩／消化液分泌不足／循環系統的負荷（血液、淋巴）、錯亂、昏睡／排泄障礙
鉀	維持酸鹼平衡／保持組織中的水分／調節神經、肌肉	肌肉痙攣、麻痺／心臟障礙／高血壓／水腫
鈣	安定精神／神經、肌肉的功能／循環器官的功能／構成骨骼、牙齒／血液凝固	肌肉痙攣／骨骼、牙齒障礙／神經、肌肉障礙／循環器官障礙／肩頸僵硬、腰痛、焦慮
鎂	神經、肌肉的功能／構成骨骼、牙齒／活化酵素／調節血壓、體溫	神經障礙（過敏）／血管擴張（高血壓、心律不整、動脈硬化）／腎臟障礙／骨骼、牙齒障礙
磷	構成骨骼、牙齒、腦細胞／核酸的構成成分／維持酸鹼平衡／能量代謝／促進成長	過敏症／腸、腎臟障礙／血球障礙／肌肉障礙（無力）／骨骼、牙齒障礙／生殖細胞障礙
硫	形成骨骼、皮膚／肝臟功能（促進膽汁分泌）／輔酶的構成成分（參與醣類、脂質的代謝）	皮膚障礙／關節障礙／解毒力衰退

過量的影響	富含礦物質的食物	必要攝取基準量
肝臟障礙（肝硬化）／糖尿病／皮膚色素沉澱	海苔／羊栖菜／茶／酵母／芝麻／黃豆／白蘿蔔乾絲／香芹／菠菜／四季豆／牡蠣	12mg
噁心／目眩	南瓜籽／松子／牡蠣／薑／碗豆／黃豆／黑麥／蕎麥／核桃／花生／杏仁／香芹／蒜頭／馬鈴薯	15mg
肝臟障礙	芝麻／黃豆／杏仁／牡蠣／核桃／碗豆／花生／黑麥／胡蘿蔔／蒜頭	2mg
甲狀腺機能亢進	昆布／裙帶菜／海苔／寒天／牡蠣／黃豆／芝麻／菠菜	150μg
氟中毒／恆齒形成斑點／脊椎骨障礙（過度生長）	海藻／番茶／綠茶／抹茶	2.5mg
神經障礙／掉髮／皮膚發炎／甲床剝離	蔥類	60μg
神經障礙	海藻類／黃綠色蔬菜／堅果類	3.5mg
腸胃障礙／昏睡／心臟衰竭	種子、豆類	150μg

※ 節選筆者認為必要的主要礦物質與其必要攝取基準量。

微量礦物質的作用與過量或不足之下的影響

礦物質名稱	主要作用與效用	缺乏的影響
鐵	形成酵素／紅血球、肌肉細胞的主要構成成分	貧血、肌肉乏力／腸障礙、吞嚥障礙／腦功能衰退／舌炎、掉髮、指甲凹陷／疲勞
鋅	酵素的構成成分（約400種）／胰島素的構成成分／皮膚的健康／傷口的修復／促進成長	成長障礙／生殖器官障礙／味覺障礙／皮膚功能衰退
銅	酵素的構成成分（SOD）	貧血／骨骼障礙／呼吸器官障礙
碘	甲狀腺功能	甲狀腺障礙／胎兒的成長障礙、腦部障礙／克汀病
氟	骨骼、牙齒的形成	容易蛀牙、骨骼障礙
硒	參與抗氧化酵素（SOD）的合成	肌肉疼痛／無力
錳	酵素的構成成分	體重減少／皮膚過敏／噁心、嘔吐
鉬	酵素的活化	過敏症／酸中毒／頻脈、呼吸急促、夜盲症

關於礦物質的攝取基準，雖然可以參考日本厚生勞動省公布的「日本人飲食攝取基準（二〇一五年版）」，但這些也只是暫定的標準，我認為不太具有參考價值，因此這裡列出的是個人認為必要的攝取基準量。

溫習
One Point Review

礦物質是不可或缺的無機物，不可以太多，也不可以太少。

現代人的礦物質攝取量經常處於不足的狀態。根據日本厚生勞動省調查結果顯示，尤其是鈣與鐵在三十年來每年都攝取不足。**缺鈣會出現神經系統或肌肉障礙、肩頸僵硬、焦躁等症狀，缺鐵則會出現貧血、腦功能衰退、腸功能障礙等症狀**。

此外，日本厚生勞動省還表示**鋅**的攝取也偏少，唯獨鈉的部分攝取過量。不過事情真的是這樣嗎？

實際上，**許多人都處於缺鈉的狀態**。世界衛生組織（WHO）建議的食鹽攝取量是一天五公克以下。由於這不符合日本的民情，因此日本厚生勞動省建議的一日攝取量是男性未滿八公克，女性未滿七公克，同時還鼓勵多多攝取鉀或鎂。

為什麼日本人會缺鈉呢？因為日本的土地是火山灰地，礦物質含量本來就比較少，最近更因為農藥或化學肥料等影響而變得貧瘠，所以相較於五十年前的蔬菜，現在的礦物質含量明顯變少了。

除此之外，用於烹飪的鹽是氯化鈉含量百分之九十九以上的鹽。當人們用不含礦物質成分的鹽，料理礦物質含量變少的食材，會發生什麼事呢？

再加上日本高溫多溼，有些人很容易流汗。人一旦流汗，鹽分就會隨汗水一起排出體外。

假如午餐吃了拉麵，晚餐聚會吃了雞肉串、炸雞塊等食物，拉麵當中平均有五到六公克鹽、四支雞肉串有兩克鹽、炸雞塊有一公克，合計是九公克，最後再吃拉麵收尾的話，總共就是十五公克。

然而多數餐飲店使用的鹽都是氯化鈉含量百分之九十九以上的化學鹽，不含有其他重要的礦物質成分。

攝取礦物質平衡的自然鹽與攝取只含有氯化鈉的化學鹽，兩種情況對於身體的作用截然不同。自然鹽的礦物質平衡與血液相似，因此不會對身體造成負擔。

由於化學鹽中不含鐵、鋅、銅、錳等必需礦物質，因此會破壞體內的礦物質平衡。

從鹽當中攝取礦物質，必須注意的重點包括品質與礦物質的平衡。若與海藻等食物一起攝取，由於其中含有品質優良且均衡的綜合礦物質，因此應該能夠保持體內的礦物質平衡。

攝取礦物質平衡的好鹽，而非氯化鈉含量百分之九十九以上的化學鹽。

鹽是最佳的礦物質供給來源！

鹽是最重要的礦物質供給來源，其中均衡地含有身體必需的所有礦物質。

由於加工食品當中含有許多鹽，因此我們每天都在不知不覺中，從各種食品當中攝取鹽。常吃的食物會對身體造成非常大的影響。

因此，每天攝取的食品當中所含有的鹽分，將會大幅左右體內的礦物質平衡。**如果我們持續攝取氯化鈉含量百分之九十九以上的化學鹽，體內的礦物質平衡就會完全瓦解**。

由於我們在超市等地方購買的蔬菜，礦物質越來越少，因此**勢必得靠鹽來取得礦物質平衡**。

一想到蔬菜等陸地作物的礦物質成分不足，就不免讓人覺得應該要從海裡取回鈉或鈣等由陸地溶進海洋的礦物質。

自從地球誕生的四十六億年來，地底下的礦物質不斷被沖進海裡，日復一日地減少。每次下雨，雨水就會溶解地底下的礦物質，再一起流入海裡，然後最後水分蒸發，再度形成雨水降到地面，並無止盡地重複這樣的循環。

久而久之，**海水裡便濃縮了陸地上所有的礦物質**。

其中含量特別多的就屬易溶於水的鈉、鎂、鈣等礦物質，這些礦物質是我們需求量最大的礦物質。

正如前文所述，細胞外有較多鈉與鈣，細胞內有較多鉀與鎂。

這些礦物質分別透過細胞膜進出細胞內外，並藉此活化細胞。

然而一旦稍有失衡，細胞就無法正常運作。

舉例而言，若心臟細胞外液有過量的鈉，心臟就會萎縮無力；鉀過量的話，心臟就會停止跳動。美國從一九八二年到二〇〇四年為止，都是以注射氯化鉀的方式執行死刑。二〇一四年時，義大利也曾發生護理師注射氯化鉀殺害三十八人的案件。

陸地上的植物大量缺乏鈉與鈣。如欲補充礦物質，鹽是不可或缺的角色。此外，光靠鹽並無法攝取到充足的鈣，因此還必須攝取海藻等食物才行。

溫習

One Point Review

鹽的成分有助於體內達到礦物質平衡。

蛤蜊在化學鹽中無法生存

最近賣給超市魚販的蛤蜊都是已經吐完沙的，但以前我去街上魚攤買蛤蜊，一定會用鹽水浸泡，好讓蛤蜊吐沙。

與我們人類比起來，生活在大自然中的生物對所有東西的反應都更加敏感。海的溫度一旦改變，棲息在海裡的魚種也會改變，另外有些物種也會在氣候變化下滅絕。生活在自然界的生物當然會對事關生存的一切反應敏感。

為了讓蛤蜊吐沙，我久違地做了一個實驗。

我從超市買來蛤蜊，分別放入加了「海鹽」、「化學鹽」、「岩鹽」和「燒鹽」的鹽水裡，觀察哪一種鹽的吐沙效果最好，或者是說，哪一種鹽最能讓蛤蜊充滿活力地打開嘴巴。我用「海鹽」、「化學鹽」、「岩鹽」和「燒鹽」製作與海水鹽分濃度相同，也就是濃度百分之三的鹽水，把蛤蜊分別放入各個器皿中。使用的水是經過淨水器過濾的自來水。

第一個開口的是加入海鹽的鹽水。短短一到兩分鐘的時間，最有活力的蛤蜊就張開嘴巴，開始從水管（呼吸用的管道）「咻」地噴出水來，其他蛤蜊也陸續伸出長長的水管噴水，因此桌上溼成一片。

然而浸泡在化學鹽水裡的蛤蜊遲遲不肯開口，一直到大約三十分鐘以後才開始有動靜，而且伸出來的水管也非常短，一點活力也沒有。

浸泡在岩鹽水當中的蛤蜊大概在過了十五分鐘以後才開口，並且開始伸出短短的水管。雖然和海鹽一樣含有礦物質成分，但蛤蜊還是很慢才開口，不知道是礦物質平衡的問題，還是鹽本身組成不同的問題。

浸泡在燒鹽水中的蛤蜊不太肯開口，直到大約十分鐘以後才終於開口，水管也只伸出短短一小截而已。看起來似乎沒什麼活力，也沒有在噴水。

最適合用在直接吃進嘴裡的料理等食品上的就屬燒鹽（參閱七十九頁），但似乎

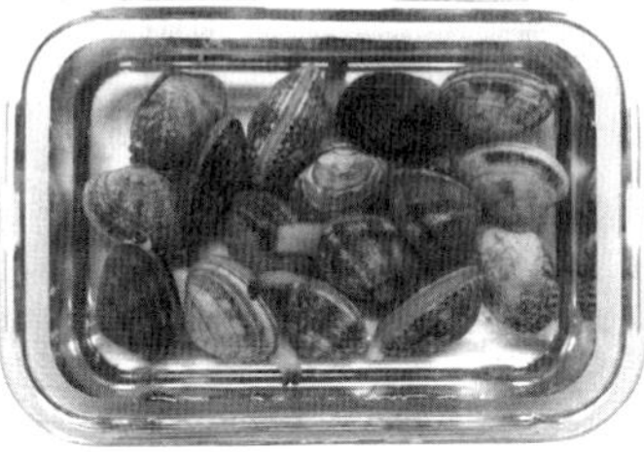

浸入海鹽水中 1 ～ 2 分後開始張口並伸出水管，5 分鐘後就變成像照片中一樣，伸出長長的水管，活力十足地噴出水來。

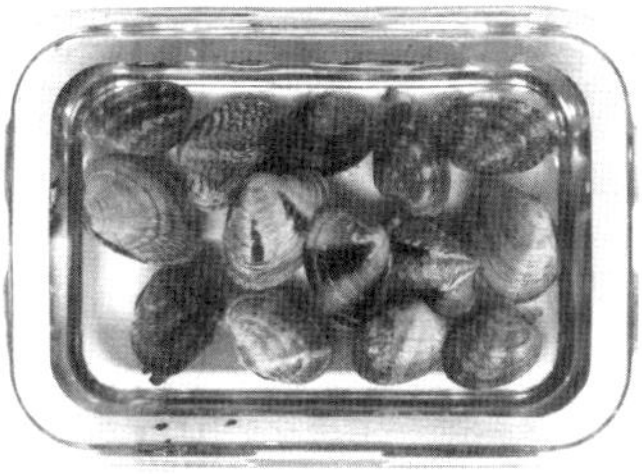

浸入化學鹽水中的蛤蜊過了 5 分鐘、10 分鐘以後，水管依然沒有伸出來，一直到 30 分鐘以後才開始張嘴伸出水管。

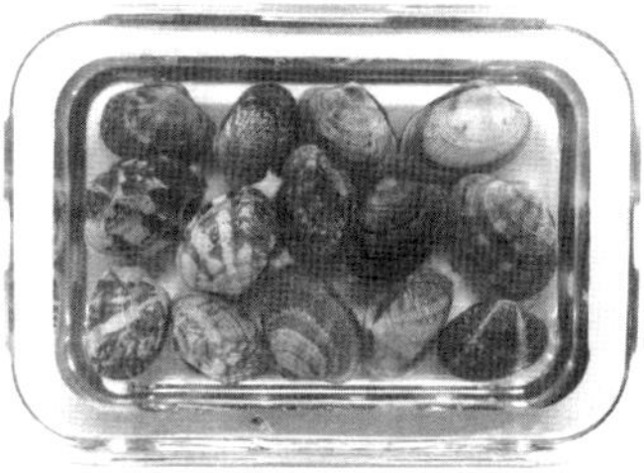

浸入岩鹽水中 10 分鐘以後依然沒有開口。大約過了 15 分鐘以後才開始開口，伸出一點點水管。

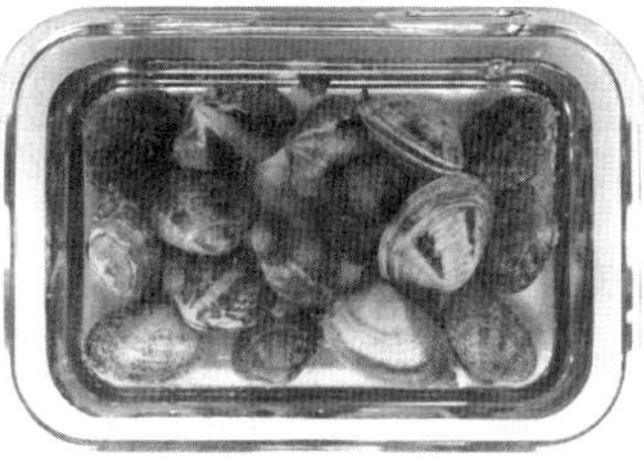

浸入燒鹽水中約 10 分鐘以後開始開口，並開始伸出一點點水管，看起來好像沒什麼活力。

不太適合蛤蜊。雖然對人類來說是非常適合身體攝取的鹽，但海洋生物已經適應了有害有機物，因此似乎還是海水最好。

溫習
One Point Review

蛤蜊在海鹽水中超有活力！

法國的勒內・昆頓（René Quinton，一八六六～一九二五年）博士是一名生理學家暨航空機產業先驅，他靠注射海水治癒愛犬的事蹟，當時又稱「昆頓之犬」，一度在法國蔚為話題。

昆頓博士的愛犬在一八九七年患病，博士抽出愛犬體內的血液，只留下得以維持生命的血量，再注入同等分量的海水。當然，他說為了用於輸血，海水的滲透壓已經調整得與體液相同。

昆頓博士從以前就在**進行海水成分與人類血液非常相似的研究**，並且似乎已經知道**兩者礦物質成分尤其相似**。

後來聽說他那隻病入膏肓的愛犬，恢復得比以往更有活力。

聽說在那次契機下，昆頓博士又進行了另一項實驗，他先將三隻狗放血（放出身體的血液），然後再注入海水。

據說三隻狗在實驗中的健康狀態都很良好，並未發現任何不適的情形。

值得注意的是，這場實驗證明了紅血球與白血球雖然無法生存在人工製造的環境裡，卻能夠生存在海水中。

承上所述，海水自古以來就被利用在治療當中，日本也曾在明治時代將棍子豎立在海裡，讓人抓著棍子，全身浸泡在海中以治療疾病，這就是海水浴的起源。

One Point Review

海水與血液的礦物質成分相同，因此可以使用在治療上。

由於海水中所含的礦物質已經離子化，因此無論何種物質流入海裡，都會陸續結合與分解。

舉例而言，在液貨船觸礁流出重油的情況下，即使海岸線遭到汙染，應該也會在一年以內變乾淨，這是**海水淨化作用帶來的效果**。

海裡有成千上萬的生物，小至浮游生物，大至鯨魚，每天都有相當數量的浮游生物或魚死亡。生物死後會遭到分解，而且幾乎都是有機物。如果就那樣放在海裡不管，不用一個月的時間就會完全被分解消失，但**由於每天都有難以計數的生物死亡，因此早已超過海洋淨化能力的極限**。

雖然生物是由蛋白質所構成，但蛋白質的分解產物大部分都具有毒性，因此假如每天持續攝取用海水製造的化學鹽，等於是吃進具有毒性的有機物。

所以用來烹調或直接吃進嘴裡的鹽，究竟該選擇什麼才好呢？由於鹽當中所含的有機物，**一旦加熱至兩百五十度以上就會汽化消失，因此使用燒鹽是最好的選擇**。

如果是含有機物的海鹽而非燒鹽，在使用醬油、味噌、醃漬物等情況下，由於經過長時間發酵，因此酵母菌會分解具有毒性的有機物，所以如果是要使用在發酵食品當中，那麼只要是礦物質平衡的好鹽即可，不一定要使用燒鹽。

在燒鹽的時候，有一種像砂鍋的東西叫素燒焙烙，用這種陶器在兩百五十度以上燒三到六小時，燒到大約三十分鐘以後，鹽就會出現一點淡淡的棕色，同時有機物也會開始汽化，因此會飄散出像毒氣一般的強烈臭味，如果把頭伸到焙烙上，恐怕會覺得頭痛吧。

燒超過三個小時以後，棕色也會逐漸消失，變成全白。如果要自己在家燒鹽的話，請務必注意換氣通風，千萬不要吸進鹽散發出來的氣體。

如果要購買燒鹽的話，必須選擇**沒有經過離子膜精製，且至少在兩百五十度以**

上、六百度以下燒製的鹽。如果燒製溫度在九百度以上，部分礦物質成分會溶解瓷化。

鹽的結晶雖是立方體，但在高溫燒製下，結晶會溶解變圓，不易在體內溶解，因此也無法吸收。

由於不同種類的礦物質，溶解溫度也不同，因此在體內吸收的階段，將大幅失衡。

基本上大部分的商品都未寫出燒成溫度，唯一的方法就是去製造商的網站查詢。

我**推薦的燒鹽是「海之精燒鹽（海の精　やきしお）」（日本海の精株式會社）**。

我在幾年前去過伊豆大島的海之精大島製鹽廠參觀。

我在造訪之前最好奇的就是立體鹽田、天日乾燥（日曬）和燒鹽的作法。

在第一道工程的立體鹽田，先導入乾淨的海水，從上到下經由層層濾網過濾後，再用太陽與風力讓水分蒸發。將這道程序重複循環好幾次，海水就會逐漸濃縮。這裡並沒有看到任何負面因素。第二道工程是接下來的濃縮槽，此處會用蒸氣熱進行加熱，慢慢地熬煮。在第三道工程的濃縮釜，會繼續熬煮以減少水分。在這道濃縮工程當中使用的釜，全都是品質良好的不銹鋼製。在第四道工程中，會用離心機去除剩餘的水分。在這個過程當中，鹵水成分會與水分一起被適度地去除掉。據信到這個階段為止的工程，已經全部去除海水當中所含的殘餘有機物。

由於燒鹽的製造工程應該屬於企業機密，因此無法在此詳細描寫，但並沒有最讓人在意的多餘添加物混入的情形。燒製溫度也在六〇〇度以下的容許範圍內。最後製成的燒鹽是品質相當良好的成品。

我對「海之晶干鹽（海の晶　ほししお）」製造工程中的天日乾燥非常感興趣。在巨大的溫室中將濃縮海水放在鈦製托盤裡，只利用太陽能讓水分蒸發。用這種最天然的形式，只利用天然能源進行製造，是相當理想的方式。相信在充分的太陽能作用下，礦物質以外的無用有機物應該都在這個階段分解了吧。接著會在稍微殘留水分的狀態下，用離心機進行最後一道工程，因此可以推測無用的有機物已在兩個階段中被去除掉了。

就我所知，目前唯一一家自行製造自然鹽、日曬鹽、燒鹽等產品並在市場上販賣的製造商，只有「海之精」而已。從整體來看，無論安全性、品質或味道，這些產品都可以說是最高等級的好鹽吧。

綜上所述，燒鹽有一定的學問，並不是隨便燒製就好的東西。

若是直接吃進嘴裡的東西，使用燒鹽比較安全。

覺得好吃的鹽分濃度就是最好的！

自從我投入飲食等生活指導諮詢，已經快超過四十年了。

過程中我發現大家都不太在意的東西就是鹽。

大家都認為化學鹽與礦物質平衡的鹽沒有差別，烹飪時只要能添加鹽味，使用哪種鹽都一樣。

其中也有很多人遵循著近乎迷信的規則，煮肉時就用岩鹽，煮魚時就用海鹽。認為四足類動物適合搭配在山區採集的岩鹽，這種想法只不過是硬將山與陸地聯想在一起罷了。此外，還有人信誓旦旦地說著一些莫名其妙的話，說紅肉的鮪魚跟岩鹽的玫瑰鹽最搭。

岩鹽其實是一種礦物質平衡不佳的鹽，所以不建議生病的人使用。

不管是煮魚還煮肉，鹽都要使用海水製成礦物質平衡的鹽才是最好的。

一邊使用化學鹽一邊進行減鹽，身體狀況當然會越來越差。

在進行飲食與生活指導的過程中，我逐漸發現大家使用鹽的方式實在太貧乏了。減鹽二字隨時都在腦中盤旋不去，即使味道太淡也毫無所謂。

說得極端一點，很多人根本覺得只要可以減鹽，就算味道淡了點、難吃了點也沒有關係。不過如果長期採行這樣的飲食型態，不免讓人覺得日子一久，是不是就會變得口味清淡，最後**反而造成味覺障礙**。

假如請一流的和食料理人煮湯，即使東西之間會有地區差異，最後的成品還是會讓每個人都喝得津津有味。

換句話說，有一定的鹽分濃度可以讓所有人喝了都覺得美味。

那個鹽**分濃度是多少呢？即使在考量地區差異的情況下，基本上還是會落在百分之0.9**，這就是**所有人都會覺得「好喝！」的鹽味**。

那這個百分之0.9的數字又是從哪來的呢？就是與我們體液相同的鹽分濃度。

所以在烹飪的時候不需要拘泥於鹽的分量，只要一邊試味道一邊加鹽，加到覺得好吃的程度即可。

One Point Review

讓人覺得好吃的鹽分濃度，黃金比例是百分之0.9！

五十多年前，我也執行過相當嚴格的飲食生活。

我拜讀了當時由慶應大學醫學院林髞教授所寫的《頭腦》和《讓頭腦變聰明的書》等暢銷書，當中提到「以米飯為主食會讓頭腦變差」或「每天吃兩百到三百公克的肉，能提升頭腦運轉速度，還能增強體力」，於是十五歲的我便認真遵照指示，每天努力地吃肉。

可是大約過了一年以後，我的身體狀況變得非常惡劣。

我心想必須先讓醫生診斷才行，結果在描述完症狀以後，被轉診到神經科，說我患了一種叫神經衰弱（神經症）的病。

即使吃了醫生開的藥，病情也遲遲沒有好轉。

我心裡覺得奇怪，又跑到別家醫院的內科去診斷，結果就開始被冠上一堆病名。畢竟一個十七歲的人血壓高到一七〇毫米汞柱以上，是件非常驚人的事。

我問醫生說：「我的身體裡究竟發生了什麼事？原因是什麼？」但並沒有得到明確的答覆。我找了好幾位醫師幫我診斷，並提出同樣的疑問，卻沒有任何人可以明確回答我的問題。

我心想，「去了這麼多家醫院都治不好，看來只能自己尋找治療方法了」，然後就從那時開始遍覽群書，也積極地參加講座或演講。

我讀過西勝造老師（一八八四年～一九五九年／西式健康法的創始者，至今依然廣為流傳）的書，也出席過千島喜久男老師（一八九九年～一九七八年／醫學博士，千島學說提倡者）最後的授課。題外話，當時授課內容的錄音帶是我自豪的珍藏之一。

其後，我跟隨大森英櫻老師學習超過數百個小時，老師是長壽飲食法創始者櫻澤如一老師的門生之一。

經過四處拜師學習與反覆親身實驗，我逐漸理解到哪些是正確的觀念，哪些又是錯誤的觀念。

幾年前，我得知一名七十多歲的女性友人罹患癌症，她已經嚴格執行長壽飲食法超過三十年以上。實際與她本人見面交談後，她說平常使用的洗髮精、肥皂或牙膏都是超市賣的東西。

此外，長壽飲食法都固定使用芝麻鹽，她說她一開始是預先做好放著使用，但自從十年多前開始就改成使用市售的芝麻鹽。

市售的牙膏、洗髮精或肥皂當中含有大量的界面活性劑。界面活性劑這種東西，一旦透過注射或點滴進入體內，即使只是微量，也會因為強大的滲透力與溶解力（破壞），使人立即死亡。

如果這些東西每天少量進入體內，在強大的滲透力作用下，將會直抵細胞核，慢慢地破壞掉基因，久而久之就會成為癌症的致病因子。

不僅如此，現行的長壽飲食法還大量使用變性蛋白質（豆皮、麩質等）和油。

即使每天**執行嚴格的長壽飲食法，卻對清潔用品、鹽或油毫不在意的話，最後一**

定會落得生病的下場。

近來有越來越多採行長壽飲食法的人，死於癌症或循環器官的疾病。這似乎與當初為了健康才實行長壽飲食法的用意背道而馳。主要的原因似乎在於他們始終堅信舊時的長壽飲食法而未與時俱進，還有攝取食品的方式。正如櫻澤如一老師生前所說，目前的長壽飲食法尚未完成，因此必須讓它更臻完善才行。

但可惜的是，現在的長壽飲食法指導者似乎無法回答消費者的「為什麼？」

例如「陰陽的本質是什麼？」、「為什麼吃市售的芝麻鹽就會生病？」、「雖說毒素或老鹽會累積在體內，但毒素究竟是什麼？又會累積在哪裡呢？」如果無法說明這些問題，人們就無法接受，因此遲早會棄之而去。

西勝造、千島喜久男、櫻澤如一、大森英櫻這幾位老師的作法，也有很多錯誤的地方。如果能夠一邊加以修正一邊代換成新的方法，就能夠逐步確立正確的食養法。

為什麼人要追求健康呢？因為健康是達成人生目的不可或缺的條件，所以才要追求健康。

追求健康不是目的，養成健康的身體以達成自己的目標才是目的。

吃早餐會使老廢物質增加太多！

吃早餐會增加老廢物質！

話雖如此，我大概到十七歲之前，也是每天從早餐就開始吃肉或大量進食。後來因為肉吃太多，身體狀況變差，所以從十七歲開始戒吃早餐，至今為止已持續半世紀以上了。

近年來非常流行排毒，動不動就會看到排毒這兩個字。排毒指的是排泄掉累積在體內的毒素，但很多人似乎一邊過著普通的飲食生活，一邊努力進行排毒。

那一套排毒生活建議人們從早上就開始攝取蔬菜汁、蔬菜沙拉、燉蔬菜、蔬菜湯等飲食。

人體的生理時鐘是以上午為排泄的時間。正因如此，**如果在排泄的時段將食物吃**

進體內，排泄功能就無法正常發揮，因此老廢物質就會累積在全身上下。

在攝取肉類、魚類、牛奶等動物性食品時，若其中的維生素、礦物質或蛋白質能夠徹底被利用的話還無所謂，但未徹底利用的話就會形成老廢物質。

就像現代人一樣，如果無法徹底代謝必要的醣類、蛋白質或脂質，醣類就會生成乳酸、丙酮酸，脂質就會生成氧化脂質等老廢物質。脂肪在分解過程中產生的酮也是一種有害物質。

蛋白質的分解產物有尿素、尿酸，有時還會產生氨或尿素氮。

除此之外，每天大約有五千到七千億個細胞會分解替換，這些細胞也會變成老廢物質。

如果是一個健康且平常食量就少的人，體內的營養素會完全代謝掉，在細胞內被分解，最後變成葡萄糖，剩餘的只有水與二氧化碳，不太會產生老廢物質。

老廢物質會在腎臟中形成尿液排泄出去，或是在肝臟中形成膽汁排泄出去。被分解為氣體的則會經由呼吸從肺部排泄出去。

皮膚也會排泄老廢物質，但比例微乎其微，例如即使在三溫暖流了滿身大汗，也不到尿液中老廢物質的百分之一。

溫習
One Point Review

上午是排泄的時間，因此就算是蔬菜汁也不要喝。

那麼老廢物質究竟累積在身體的哪裡呢？

老廢物質會累積在連結細胞與細胞的結締組織之內。

累積在細胞裡的老廢物質會被排泄到細胞外液去，細胞外液的老廢物質再流到淋巴管與靜脈，然後透過淋巴管與靜脈回收全身的老廢物質。

回收後的老廢物質會在最後階段變成尿液從腎臟排泄出去。百分之九十九以上的老廢物質是經由腎臟排泄，無法排泄的老廢物質則會隨著膽汁從肝臟排泄出去，最後形成糞便排出體外。

這一連串的運作會從就寢時間持續進行到上午，就寢時間主要會處理老廢物質，然後在起床後的上午時段通過腎臟、肝臟排泄出去。

因此起床後的上午時段並非消化器官運作的時段，如果因為吃早餐而讓消化器官勉強工作的話，就無法全面兼顧到原本的工作，也就是處理老廢物質，這將使得老廢物質的回收與排泄無法順利進行。

吃早餐的習慣養成越久，身體裡就會累積越多的老廢物質。**若老廢物質持續累積，最先會出現的症狀就是疲勞或機能衰退，尤其最近比較常見的就是「慢性退化性疾病」**。

這雖然沒有特定的病名，但身體的各個部位，從腦部、眼睛到感覺器官乃至腸胃，所有的機能都會同時衰退。一旦出現這樣的症狀，幾乎所有人都會說是因為上了年紀，歸咎於老化。

因為自己周圍也有很多出現類似症狀的人，所以就自我暗示說自己也逐漸到了這個年紀。

現代人常吃油炸物，在這樣的飲食生活當中，每天一定都會吃到使用油的料理吧。在炸雞塊、炸豬排、青菜炒肉絲、煎餃、拉麵等食物當中，要找到沒用油的料理

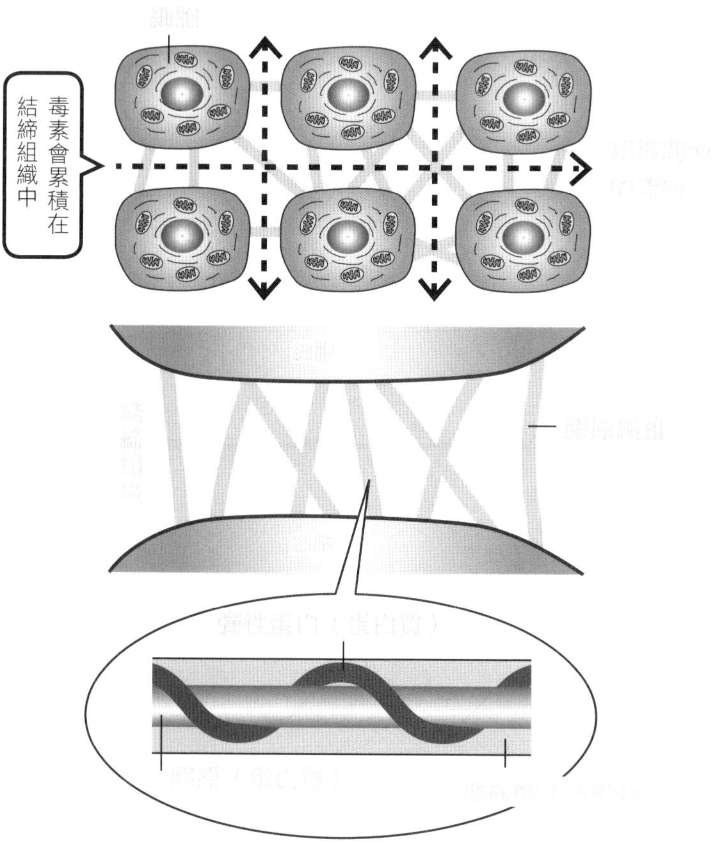

連結細胞與細胞的結締組織，以膠原蛋白與彈性蛋白等蛋白質為主要成分。像皮膜一樣包圍在這種纖維四周的玻尿酸，負責保持結締組織的柔軟性與強韌性。讓重要的玻尿酸變脆弱的最大原因就是血糖。血糖只要稍微提高一點，玻尿酸就會慢慢溶解，使得膠原纖維裸露出來。

反而比較困難。

尤其現代人的肝臟、腎臟機能衰退，因此會累積蛋白質或脂質的分解產物。

舉例而言，攝取魚貝類或乳製品等食物後，在未完全代謝的情況下，老廢物質很容易累積在牙齦、乳房、前列腺或子宮、卵巢。

為什麼容易累積在前列腺或子宮等地方呢？因為這些地方是沉默而緻密的組織，平常最少運動或伸展到，所以特別容易累積老廢物質。

溫習
One Point Review

若攝取魚或乳製品，老廢物質容易累積在子宮或前列腺。

淋巴液會輸送老廢物質

前文提到淋巴管會運送毒素，接下來我想再稍微深入談一談淋巴的部分。

在淋巴管內流動的淋巴液，是一種黏著性非常強的液體，因此無法像血液那樣迅速流過淋巴管。

血液循環全身大約需要四十到四十五秒，一秒前進的距離是十公分，但淋巴液只會前進幾公釐而已，因此淋巴液循環全身大約需要八小時。

淋巴液的流動速度非常緩慢，很容易就會停滯下來。

由於淋巴液無法自行流動，因此通常都是沿著動脈，靠著動脈的伸縮在流動。

只要肌肉稍微收縮，淋巴液就能往前流動，但一旦缺乏運動，淋巴液很容易就停滯不動。因此，為了促進淋巴液流動，某種程度的運動也是必須的。

年輕時因為身體柔軟，活動量也比較大，所以即使不運動，淋巴液也會流動，不過隨著年紀的增長，運動變得越來越重要。

正如前文所述，從細胞外液等地方回收的老廢物質會進入淋巴管，再循環至全身各個角落，努力回收老廢物質。

這個淋巴管會慢慢變粗，最後在接近左側鎖骨下方那一帶與靜脈結合。按照常理來想，如果靜脈與淋巴管結合的話，是不是就會發生逆流的問題，但因為有很多防止逆流的瓣膜，所以不需要擔心。

至於淋巴結則遍布全身，大的總共有六處，分別是頸部、腋下與大腿根部（鼠蹊部）各兩處（左頁圈起來的部分）。除了這些淋巴結，全身上下還分布著數百個小淋巴結。

淋巴結中最重要的就是脾臟。當然，脾臟並不等於淋巴結，但它同時具有淋巴結的功能與其他功用。

雖然淋巴管並未直接與脾臟連接，但從功能上來說，全身淋巴的流動與脾臟功能

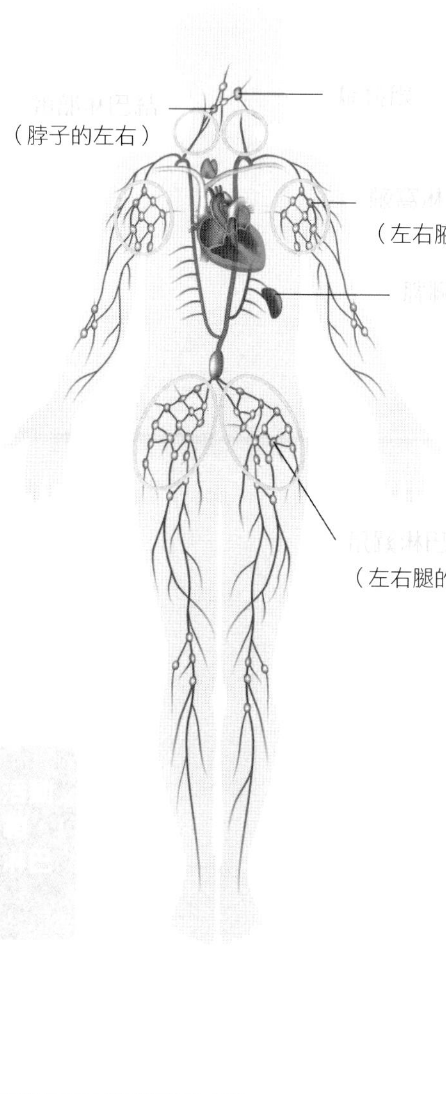
（脖子的左右）
（左右腋下）
（左右腿的根部）

密切相關。

此外，脾臟與糖尿病的關係也很深刻。脾臟位於身體左側，與胰臟靠在一起，透過一條粗的靜脈相連。胰臟功能衰退時，刺激脾臟加強循環可讓胰臟的循環也變好，因此治療脾臟就等於治療胰臟，所以治療脾臟也是在治療糖尿病。

淋巴管是從腳尖開始遍布全身，淋巴結則集中在六處。那麼為什麼會集中在這六個地方呢？因為淋巴結一旦伸縮，淋巴的流動就會變好。換句話說，淋巴結不但是阻擋病原體從外部入侵的關口，也是促進淋巴液流動的泵浦。

大淋巴結分布在這六個地方是有理由的，因為動物用四肢走路時會伸縮手腳，脖子也會左右轉動，而人類也是從原本的四足時代進化到二足步行，但淋巴結的位置並沒有改變。

這樣一來，淋巴結的伸縮就會像泵浦一樣促進淋巴流動。也就是說，小時候彎下腰來用抹布擦學校走廊的那個動作，就是能夠促進淋巴流動的動作。

淋巴液無法自行流動，因此要靠運動促進流動。

「早上的水果是金」是天大的誤解！

不知從何時開始，街頭巷尾流傳起「早上的水果是金，中午的水果是銀」的說法。大概是因為水果看起來是非常健康的食物，所以才會與早上清爽的感覺搭在一起吧。

一般而言，水果當中含有許多維生素C與酵素。

維生素C是一種非常重要的營養素，但以絕對量來說，水果當中所含的維生素C並沒有那麼多。稻米、小麥、蔬菜等食物當中也都含有充分的維生素C。

因此只要持續攝取品質優良的食材，基本上不會有缺乏維生素C的問題。

有關酵素的部分則更是荒謬了。

有位經常上電視的知名醫師說，他早上起來就會吃一大盤水果，大約三十分鐘之後再好好吃一頓早餐。這位醫師鼓勵民眾早上吃水果的理由，是因為需要攝取酵素。

首先，水果的營養非常不均衡，只有少量的維生素與部分礦物質而已。絕對量非常稀少。

除此之外，**我們可以便宜買到的水果，都不是經過悉心栽培的水果**。大部分都是化學肥料、農藥、溫室栽培。光是這樣就足以造成身體虛寒或循環惡化等問題。

水果當中確實有酵素沒錯，但蔬菜當中的酵素更多，而且在維生素的部分也比不上蔬菜吧。

不僅如此，更可惜的是，**即使從水果或蔬菜當中攝取酵素，也無法當作酵素來利用。從外面攝取酵素一點意義也沒有**。

舉例而言，白蘿蔔當中含有一種叫澱粉酶的酵素，據說可以幫助消化。澱粉酶是分解澱粉的酵素，因此就算蘿蔔泥與米飯一起進入胃裡，這裡的澱粉也不會在胃裡消化掉。胃液中並沒有分解澱粉的酵素。至於澱粉酶呢？早就在胃裡分解消失不見了。澱粉會在腸道被胰臟與腸壁分泌的大量澱粉酶分解。換句話說，白蘿蔔的澱粉酶並不會抵達腸道。

不可否認的是，如果把米飯磨碎放入試管中，再混入白蘿蔔泥的汁液，這樣當然會分解，但如果因為這樣就以為胃裡也會發生相同的事，那就大錯特錯了。

水果的酵素也一樣，嚼碎吞下去以後會在胃裡被分解，然後在腸道中被百分之百分解，不會停留在酵素的原型。分解後的胺基酸被吸收以後，會以各種型態在體內被活用，但不會以酵素的型態發揮作用。

萬一水果或蔬菜的酵素進入體內以後，能夠以酵素的型態發揮作用的話，就會發生廢用性萎縮，逐漸失去在體內製造酵素的能力。若長期不使用肌肉，肌肉就會萎縮；罹患糖尿病時，若長期注射補充胰島素，身體就會逐漸停止生產胰島素。這些就稱為廢用性萎縮。

何況更重要的是，水果蔬菜當中含有非常多鉀，因此會造成腸胃鬆弛，功能衰退，反而會導致消化不良。

如果每天早上持續這樣吃，不僅身體會發出抗議，老廢物質也會累積在全身上下，造成代謝異常。

可食部分 100g 的含量

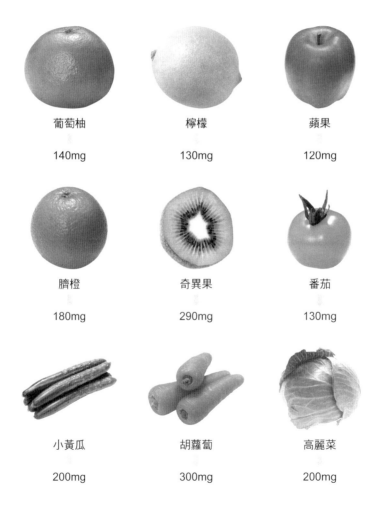

葡萄柚

140mg

檸檬

130mg

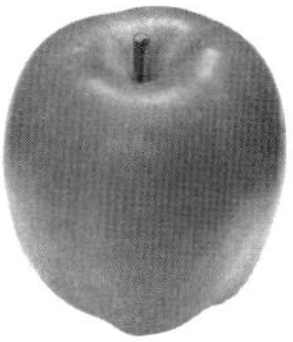

蘋果

120mg

臍橙

180mg

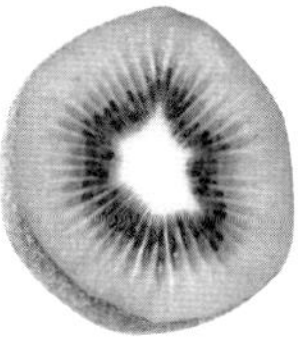

奇異果

290mg

番茄

130mg

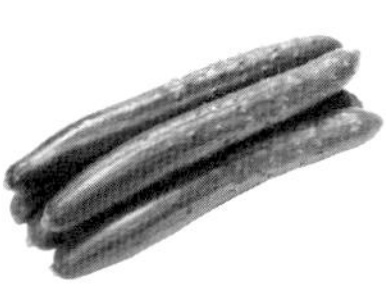

小黃瓜

200mg

胡蘿蔔

300mg

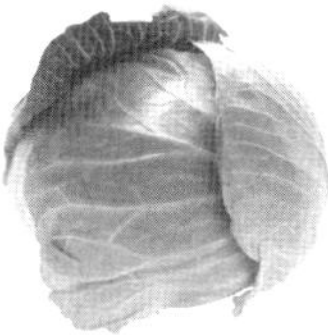

高麗菜

200mg

出處：《七訂 食品成分表》（女子營養大學出版部）

近來雖然很流行酵素，但即使吃酵素補充品，情況也可說是完全相同，因此不需要刻意花大錢買酵素來吃。

據說會讓皮膚變漂亮的膠原蛋白也一樣。

溫習 One Point Review

即使攝取蔬菜或水果的酵素，也無法以酵素型態在體內被利用。

現在應該有人正因為高血壓或癌症等疾病而接受治療吧？我想大部分人都很努力地投入減鹽，但請稍微停下腳步思考一下，減鹽真的是對的嗎？

很多癌症末期患者說自己靠著蔬菜汁與幾乎無鹽的料理緩解了症狀，也有很多人說自己靠著行之有年的葛森療法或胡蘿蔔汁與減鹽治癒癌症或糖尿病。那些人每天都過著與蔬菜汁與幾近無鹽的飲食為伍的減鹽生活。

若按照週刊雜誌的報導，「如果攝取太多鹽分，細胞的礦物質平衡就會瓦解，造成代謝異常，提高罹癌的可能性」，但此處所謂的鹽分純粹是指氯化鈉含量百分之九十九以上的化學鹽，並未考慮到鹽當中所含的有用礦物質成分。

可惜的是，許多鼓勵減鹽的醫師都把化學鹽與礦物質平衡的好鹽同一而論。

正如前文所述，**如果攝取蔬菜汁等飲食而導致鉀過量，體內細胞就會開始鬆弛，即使暫時治好癌症，還是很有可能會在幾年之內罹患同樣的疾病，或是罹患循環系統相關的疾病**。

如果是大量攝取肉或油炸物而不吃青菜，結果罹患癌症的話，或許有人會適合透過飲用蔬菜汁讓身體產生劇烈變化，一口氣恢復健康吧。

若是以蔬菜為主並配合減鹽的方式治好癌症，接下來只要能夠持續攝取礦物質平衡的好鹽，不攝取動物性食品，身體應該很有可能變得更健康。

其次，鹽一直被說是高血壓的元凶，但根據日本厚生勞動省公布的數據，二〇一四年的高血壓性疾病患者總數為一千零一十萬八百人，比上一次在三年前的調查增加一百零四萬人。

反觀鹽分攝取量的部分，二〇一四年男女平均為九・七公克，相較於九年前的十一公克確實減少了。也就是說，減鹽運動的確奏效了。

不過儘管減鹽的人數呈現增加趨勢，高血壓性疾病的患者數卻變多了。換句話

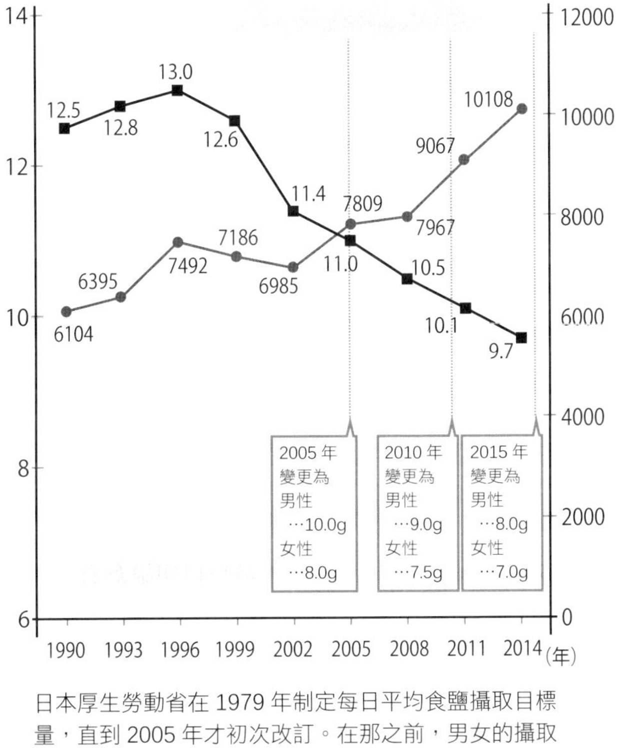

日本厚生勞動省在 1979 年制定每日平均食鹽攝取目標量，直到 2005 年才初次改訂。在那之前，男女的攝取目標量皆為 10g。

出處：參考國民健康暨營養調查（日本厚生勞動省）、
患者調查（日本厚生勞動省）繪製而成。

說，**高血壓與鹽並無關連**，但究竟誰要來公布這件事呢？

溫習

One Point Review

不使用氯化鈉含量百分之九十九以上的化學鹽，改用礦物質平衡的好鹽。

失智症、尿失禁增加都與少鹽有關？

細胞膜雖然是由一層非常薄的膜（大約十奈米）所構成，卻驚人地擁有多種機能，不僅能讓水、營養素、氧氣滲入細胞內，還能將無用的老廢物質排泄出去，讓細胞健全地生長。

細胞內與細胞外所含的成分不同，並各自維持在絕佳的平衡下。一旦稍有失衡，細胞就會立刻出現異狀，造成各種身體的毛病。

假如長期攝取化學鹽，原有的體內調節機能就會到達極限，導致細胞外的鈉越來越多，而為了稀釋這些鈉，水分就會逐漸累積，最後造成水腫。

假如血管內的鈉也增加的話，由於水分增加，壓力上升，因此會演變成血壓升高的結果。此時如果攝取大量的鉀，那麼在體內調節機能的作用下，當多餘的鉀透過腎臟排泄出去時，鈉也會一起被排泄出去。

所以高血壓的人當然會被建議說：「在減鹽的同時，多攝取水果等食物當中所含的鉀，把鈉排泄出去吧。」

但這是陷阱。

長期持續這樣的飲食生活，體內的鉀與鈉將會失衡，導致細胞鬆弛，進而使血液循環變差，體力與抵抗力越來越弱。

最恐怖的是，**最先因為循環不良而犧牲的就是眼睛與腦部**。

由於眼睛與腦部活動（代謝）旺盛，因此只要循環稍微變差，就會立刻因為缺氧而引發疲勞或發炎。眼睛因為很敏感，可以立刻發現異狀，但腦部沒有知覺神經，所以不會有任何感覺。

如果眼睛出現任何症狀，代表腦部也在發生相同的事，但如果對此毫無概念，問題可就大了。精神疾病或失智症患者呈現異常增加的趨勢，就是最明顯的證據。

據說目前日本的失智症患者已增加至五百萬人，若包含高危險群在內則是八百萬人以上，而且不久之後會超過一千萬人。其中最大的原因就是減鹽，但真正的問題並不是鹽，而是鈉含量過多的化學鹽。

鹽原本與血液一樣含有綜合礦物質，而所謂的氯化鈉並不是鹽。即使鈉是人體的必需礦物質，但只要攝取精製過的氯化鈉，全部都會變成毒物。

人類自太古以來攝取的鹽，都是海水濃縮而成的自然鹽。無法取得海水的人們則攝取岩鹽。在至今為止的歷史上，從來沒有攝取過純粹的氯化鈉。

野生動物為了維繫生命而定期攝取的鹽也是自然鹽，牠們有時還會付出性命去尋找鹽。

一旦鉀過量造成細胞鬆弛，肌肉組織的收縮力就會變弱。體內的肌肉細胞遍布全身上下，從骨骼肌、腸胃、心臟、血管到膽囊，全面支持著生命活動。

假如**肌肉細胞衰退，不僅會影響姿勢、關節或日常動作，還會造成早發性老化現象等事態**，尿失禁就是一例。如今這個時代，就連四十幾歲的人都有可能失禁，主要原因也是全身的肌肉鬆弛所致。

因為骨盆中支撐內臟的各種肌肉全部鬆弛，無法再支撐膀胱、大腸、子宮、卵巢等器官。由於在最下方支撐骨盆內臟器的骨盆底肌，長時間承載著所有臟器的重量，因此很容易拉伸，最後漸漸無法承受重量。

膀胱或尿道因為壓迫或變形而失去控制，就是造成失禁的主要原因。這也可以說是減鹽所引發的結果。

溫習
One Point Review

鉀過量會引起失智症與尿失禁。

在我實踐的食養法（長壽飲食法）中，鈉與鉀也是決定陰陽條件中的重要因素。鈉是陽性元素的代表，鉀是陰性元素的代表。鈉與鉀一旦失衡，身體的機能就會失序。

日本厚生勞動省建議的鹽分攝取目標量是男性未滿八公克，女性未滿七公克。若按照這樣的標準，肯定會導致缺鈉與鉀過量的情形。

鉀變多會受到陰性的影響，從細胞開始擴張，體內包括臟器在內的所有器官都會鬆弛，導致機能逐漸衰退。

一旦陰性變強，在全身細胞鬆弛，機能衰退的情況下，血液與淋巴的循環會變差，代謝越來越慢。若持續惡化下去，也有可能演變為疾病，引發低血壓、身體虛寒、貧血、內臟下垂、心臟功能衰退、腎功能衰退、失智症、癌症等各種陰性疾病。

最近有些地方正在推行靠飲食治療癌症，在鹽分的攝取幾近於零的減鹽生活中，大量食用生菜或水果的人逐漸增加。其中雖然有人靠著這種飲食方式改善身體狀況，但那只是一時的現象，過不了多久肯定會陷入不健康的狀態，這就是典型的缺鈉與鉀過量。

雖然也有人在經過長期的缺鈉飲食後，身體逐漸適應，但那也是存在著極限，而且極端危險的事。

野生動物因為鈉的再吸收功能較強，因此即使鹽分補給較少也可以存活下去。人的鈉再吸收功能（腎臟）雖達百分之九十九以上，卻比動物還低。

因此如果不經常補充鈉，就無法存活下去。當缺鈉超過一定極限時，心臟就會無法收縮，並停止跳動。

鈉與鉀會攜手合作，保持細胞內外的水分或營養素的平衡。隔著一層細胞膜，將內與外的比率保持在鈉一比十四、鉀三十比一的平衡下。

一旦血液中的鈉過量，血管內的水分就會增加，導致血壓上升，器官的細胞功能衰退。若是鉀過量，細胞內的水分就會過量，導致器官的細胞功能衰退。無論是哪一種情況，都會造成身體的水腫與虛寒。

鈉過量或鉀過量都不好，平衡很重要。

鈣與鈉或鉀一樣重要

要將末梢神經的刺激訊號傳遞到腦的中樞時，會透過鈉與鉀在細胞內外移動所產生的電位進行傳遞。

神經從腦的中樞開始遍布全身上下，傳送電訊號至所有臟器與器官，而傳送訊號時必不可少的就是鈉、鉀、鈣等礦物質。

在傳遞神經訊號時，這些礦物質在途中會經過的幾個接合處，扮演著順利傳達訊號的重要角色。無論是過或者不足，都會使全身器官無法發揮作用。

人為了思考或行動，腦細胞之間複雜的傳遞活動必須正常運作，否則思考回路或身體活動就會立刻發生異常。

結果將造成精神不安定、自律神經失調、運動功能障礙等各種異常事態發生。由此可知，為了能夠流暢地控制全身，礦物質也是不可或缺的存在。

缺鈣也是造成阿茲海默症等失智症的主因之一，因為鈣具有傳達神經訊號的作用。

「我昨天晚上吃了什麼？」每個人多少都會有這種程度的忘性，不過如果頻繁發生的話，問題可就不小了。

為了買東西出門，但忘了要買什麼；搭上電車以後，忘記要在哪一站換車。

輕微的忘性可能是缺鈣造成神經細胞缺乏聯繫所致。

包含腦細胞在內，神經細胞遍布全身，控制著生命活動，神經細胞的傳遞一旦稍有失常，全身的功能就會立刻出現障礙。當然，恐怕也會造成精神狀態上的異常。

在腦所發出的訊號傳遞到全身以進行控制的同時，身體各部分發出的大量訊號也會傳遞到腦部，全身的組織就是以這種方式受到控制。

複雜精妙的人體能夠健全而毫無阻礙地運作，腦與神經系統的控制功能扮演著重要的角色，因此鈣是不可或缺的重要礦物質。

神經細胞一個接一個將資訊傳遞給下一個神經細胞時，是由電訊號與傳導物質交

互傳遞。腦細胞與自律神經的訊號傳遞也是以同樣的方式進行。

當神經細胞末端分泌訊號傳導物質乙醯膽鹼（Acetylcholine）進行傳遞時，鈣會進入神經細胞，刺激傳導物質的釋出，好讓資訊傳遞給下一個神經細胞。藉由反覆進行這樣的過程完成資訊的交換。

正因為鈣的角色如此重要，所以一旦稍有不足，傳達到腦的過程就會阻滯，精神與身體都會出現異狀。

此外，活動身體所需的肌肉細胞，是由鈣進入細胞內打開開關進行運作。

換句話說，如果沒有鈣來發揮作用，也就無法活動身體。為了反覆進行心臟或動脈的伸縮活動，好讓血液循環，鈣也在其中發揮功用。腸胃、膽囊、膀胱等器官也都是由肌肉細胞所構成。

百分之九十九的鈣存在於骨骼中，其餘則被包含在牙齒、肌肉與血液中。血液中的鈣以可以迅速接收電訊號的離子型態存在，參與許多酵素的作用，有助於維持順暢的生命活動。

此外，在免疫細胞活動、體液酸鹼值調節等各方面，也都扮演著形形色色的角色。

相信從以上的內容就可以理解，鈣、鈉、鉀是非常重要的礦物質。其他礦物質也都扮演著重要的角色，因此必須均衡且全面地攝取所有礦物質。

正因如此，攝取均衡含有所有礦物質的好鹽是首要之務。

由於鈣的一日必要攝取量為一公克，因此只要攝取羊栖菜、裙帶菜、昆布、大豆等食物，就不至於缺鈣。

其中海藻類的礦物質平衡尤佳，因此建議每天與好鹽一起食用。

鈉、鉀、鈣是神經傳導的必要礦物質。

第 3 章

攝取好鹽
就能恢復健康

真正的鹽大量攝取也無所謂

很多正在執行減鹽飲食的人會盡量避免外食，甚至有人中午吃自己在家裡做的便當，晚餐等回到家再吃。當然，餐飲店使用的鹽，大多都是氯化鈉含量百分之九十九以上的化學鹽，從避免攝取對身體不好的鹽這層意義上來說，減鹽是一件非常好的事。

只是如果在家也用減鹽醬油、減鹽味噌、氯化鈉含量百分之九十九以上的化學鹽，讓味道變淡的話，一來料理本身恐怕不怎麼美味，二來反而有可能因為味道太淡而累積壓力吧。或許也有人因為味道太淡，選擇使用減量百分之五十的鹽，但這樣一來，雖然氯化鈉減半，氯化鉀卻增加了，因此對健康並不好。

前文也說明過幾次，如果從原本含有很多成分的一種食物當中，抽取出其中唯一一種的話，就無法發揮本來的作用，對身體會造成負面的影響。

以糙米為例，當糙米精製成白米以後，就失去其中大部分的營養素，只剩下好吃的部分而已。據說從江戶時代開始食用白米以後，便流行起所謂「江戶患」的腳氣病。

尤其在鹽的部分，礦物質平衡的鹽大約含有百分之九十到九十五的氯化鈉，其餘皆為礦物質。**雖然只有百分之幾的礦物質，但是否含有這些礦物質，卻會對身體造成相當大的差異。**

真正的鹽所含的微量礦物質能夠維持身體的健康。

食用長時間放置的芝麻鹽很危險！

最近有一些長壽飲食法的指導者或相關人士英年早逝。

雖然可以推測多種可能原因，但經常攝取氧化變質的芝麻鹽或許也是主因之一。長壽飲食法的基本主食是糙米，**而糙米飯中一定會加炒過的芝麻鹽**。為什麼要用芝麻鹽呢？因為芝麻鹽可以補充糙米當中所缺乏的礦物質、鈣質或維生素等成分。

平日實踐長壽飲食法的人，與其說是一定會食用芝麻鹽，不如說是相當積極地在攝取芝麻鹽吧。

在櫻澤如一老師活躍的一九三七年前後，由於低血壓、貧血、腸胃病（潰瘍、癌症）、過敏等陰性疾病大約占八成，因此基本上都指導民眾一定要攝取鹽分，透過芝麻鹽、鐵火味噌、米糠醬菜、酸梅、味噌、醬油等攝取鹽分，後來陰性的疾病逐漸治癒。

真正有益健康的芝麻鹽作法

【材料】

水洗（生）芝麻：100g
燒鹽：15 ～ 20g

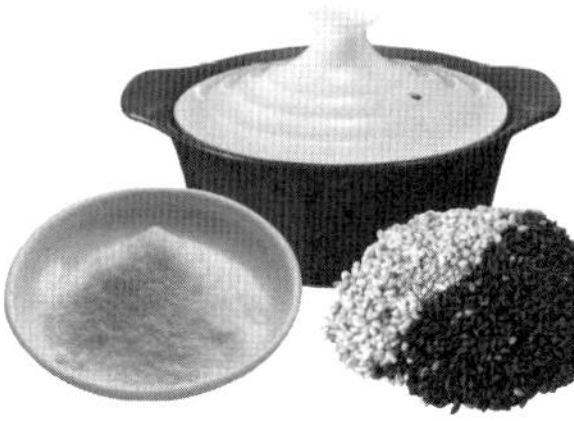

【作法】

① 選擇以自然農法產製的日本產優質水洗（生）芝麻（白、黑、黃皆可）。
※ 不使用已經炒過的市售炒芝麻。

② 用瓷鍋或砂鍋小火慢炒芝麻至少 30 分鐘，1 小時為最佳。
③ 用研磨缽（最好是乳缽）輕輕研磨炒好的芝麻。
※ 研磨時請勿施力，以免油脂分離出來！

④ 將燒鹽加入③裡輕輕研磨。

完成後最好在當天食用完畢。
可放入密閉容器中冷藏 2 ～ 3 天。
※ 請勿放置 3 天以上，以免氧化！

推薦這一款燒鹽！

「海之精 燒鹽」
海之精株式會社
http://shop.uminosei.com/

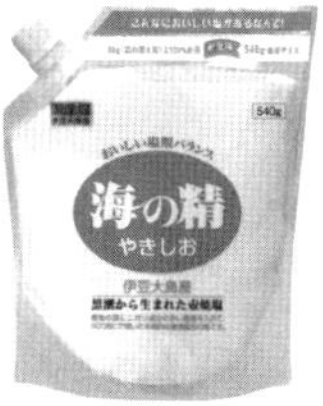

因此有很多人在疾病治癒後，依然繼續攝取鹽分。雖然因為攝取鹽分而恢復健康，但問題在於大量攝取氧化、變質的油或品質差的油，或者是有很多長時間加熱的料理，因此導致維生素不足。

油與蛋白質經過長時間加熱會變質。如果老是吃那些東西，即使疾病一度痊癒，之後還是會罹患其他疾病。

其後，大約從十年前開始吧，長壽飲食法的指導者開始表示，那些鹽分攝取過量的人，他們的身體「必須靠減鹽去除鹽分才行」。

鹽分攝取量多並不會造成嚴重的疾病，但極端的減鹽卻很有可能奪走人命。

而且不知從何時開始，有人聲稱「若長年攝取大量鹽分，鹽就會累積在體內」。事實上如果是好鹽的話，即使攝取過量也會立刻被排泄出去，無處累積。

雖然芝麻鹽本身非常美味，但如果一次做完以後放置好幾天，芝麻的油脂一定會氧化。市售的芝麻鹽作法不佳，流通過程又要花上幾天的時間，因此都已放置一週以上。如果持續攝取那樣的鹽，身體就會受到一些損傷。

總結
One Point Review

市售的芝麻鹽與製成後放置三天以上的芝麻鹽，會因為氧化而成為致病的原因。

芝麻鹽的效果保證驚人

芝麻鹽的材料只有芝麻與鹽，但為什麼人們食用它的歷史會如此悠久呢？最初芝麻鹽是由明治的食養家石塚左玄所推廣的，製造目的是為了攝取糙米當中所缺乏的維生素與礦物質。

芝麻在早期也被當作漢方藥材使用，尤其值得注意的是，黑芝麻中的多酚含有抗氧化能力。

在礦物質的部分，一百公克芝麻當中含有一千兩百毫克的鈣、三百六十毫克的鎂、五百六十毫克的磷、九・九毫克的鐵、五・九毫克的鋅、〇・四九毫克的維生素B1、〇・二三毫克的維生素B2、〇・六四毫克的維生素B6、二十三・四毫克的維生素E（γ-生育酚）、一百五十毫克的葉酸、〇・五一毫克的泛酸等豐富成分。

除此之外，**由於芝麻中所含的芝麻素、芝麻素酚等成分具有高度抗氧化能力，因此亦可發揮防癌、抗老化、回春等效果**。

維生素、礦物質的含量是以一百公克的芝麻為基準。實際上雖然很難吃到一百公克的芝麻，但只要每天攝取少量優質的營養素，製造出來的細胞必然會是品質優良的細胞吧。

使用營養價值高的芝麻與燒鹽製作芝麻鹽，就會得到最強的礦物質平衡。**真正對健康有益的芝麻鹽，使用期限為兩到三天以內，必須裝入密閉容器內冷藏保存**。若超過這個期限，芝麻的油脂會氧化成毒素，必須格外注意。

這種芝麻鹽的毒素，就是長年採行長壽飲食法後，罹患癌症的原因之一。

不可否認的是，剛做好的芝麻鹽充滿香氣，若鹽度調整得宜的話，確實是一種能令人喘一口氣的好東西。

由於自製芝麻鹽也有芝麻氧化的問題，因此我一向指導大家**在蒸飯時加入芝麻**。

芝麻一旦經過熱炒，表面的皮就會變硬，即使進入體內，外殼也不容易破掉。

因此我都在蒸飯（糙米）時加入生芝麻。

先清洗糙米，調整水量，然後一杯米加入〇・五公克的燒鹽和一公克的生芝麻。

為什麼要在蒸飯時加呢？因為這樣一來，芝麻殼會和米飯一起變軟，直接咀嚼即可咬破表皮，吸收芝麻全部的營養素，糙米飯也會更加美味。

溫習

One Point Review

芝麻的抗氧化作用會發揮回春、抗老化、抗癌的效果。

近來新聞不時會報導一些異常殘忍的事件或霸凌，例如姊姊殺害弟弟、父母子女互相殘殺，或情侶之間因為嫉妒而衍生出來的事件，幾乎每天都在上演。

以前會發生這種令人痛心的犯罪嗎？

當然，人變得容易生氣或無法辨別是非善惡，進而引發事件，並不只是鹽的影響。而是因為至今為止，我們從未正面解決各種被點名的飲食問題，所以才會發展到這個地步吧。

在美國，味精（麩胺酸鈉）因為會使腦神經麻痹，所以遭人排斥，但**日本卻用來當作鮮味料，廣泛使用於零食點心、杯麵、漢堡，甚至是一般的餐飲店裡**。

包含兒童在內，很多人都喜歡食用炸雞塊、炸豬排等油炸物，但據說過量攝取沙拉油、芥花油、一級大豆油等油品中所含的亞油酸，會使人情緒變得易怒，也更容易罹患憂鬱症。

幾乎所有油炸食品都含有反式脂肪酸，據說引發冠狀動脈疾病或動脈硬化等的風險很高，在美國或歐洲的部分地區已遭到禁止，但日本卻放任民間食用，政府毫無作為，如此不可置信的結構究竟是怎麼回事？

美國麥當勞的餐點已經不含有反式脂肪酸了，但日本卻只是「減少」而未完全排除。就是因為沒有國家規定，所以為了賺錢什麼都做得出來。為了追求公司利益，罔顧消費者的健康。

當然，我們並不能說只有麩胺酸鈉、亞油酸或反式脂肪酸，才是造成憂鬱症的原因。若單就食品來說，農藥、防腐劑、色素等食品添加物，應該也是很大的問題吧。

正因為食品添加物、亞油酸等有害健康的東西，在細胞因鉀含量多的飲食而鬆弛時不斷進入體內，才會使得腦神經失調。簡直就是體內的雙重汙染。

如果無法讓國民維持健康長壽，就徵收不到社會福利的稅金，所以從這方面來說也必須好好照顧國民才對，但政府的食品安全基準，似乎是一套完全沒把眼前的未來納入考量的制度。

食品添加物或油的攝取會侵蝕腦部或身體。

持續減鹽也會導致性慾下降

雖然「草食男」和「肉食男」等稱呼由來已久，但最近似乎有越來越多男性，光從外表看上去就像是個草食男，從十七、八歲到四十幾歲的已婚男性，都可以看到這樣的傾向。

年輕世代身上共同的特徵，就是對於結婚的意願越來越低。因為即使結婚了，也有可能面臨養兒育女等問題，對婚姻生活看不到什麼希望，所以與其結婚累死自己，不如保持單身，盡情享受自由。

雖然不是所有男性都這樣，但據說一旦結婚生子，很多夫妻都會進入無性生活。

根據日本厚生勞動省與社團法人日本家族計畫協會共同調查的結果，男性意見當中最多的是「工作太累」，女性則以「太麻煩」占壓倒性多數。也就是說，雖然產後的問題可能也有影響，但平均而言，大家對於性愛的興趣似乎日益降低。不過有一點比較令人在意的是，在有配偶的家庭中，無性生活的比例正逐年增加。

正如前文也曾提到的，持續減鹽一方面當然會使人容易疲勞，但另一方面更會讓人做任何事情都意興闌珊。

或許是國家與企業推廣的減鹽運動出現成效了吧，根據社團法人日本家族計畫協會的統計，二〇一一年的無性夫妻比例是百分之二十八，但到了二〇一四年卻增加到百分之四十四・六。就國家的立場而言，少子化將使稅金短少，因此這件事非同小可。

這裡就要探討，為什麼人們會對性愛失去動力。最主要的原因，與其說是因為減鹽，不如說是因為大家攝取太多氯化鈉含量百分之九十九以上的化學鹽。在平常攝取的鹽當中，唯一的礦物質就只有氯化鈉而已。

在鹽所含的礦物質當中，最值得注目的就是「鋅」。說到鋅，應該有人會想，這不是對身體不好嗎？因為鋅的日文是亞鉛，大家可能看到鉛這個字，就不免產生這樣的想法吧。

這也是無可厚非的事，畢竟鉛具有非常強烈的毒性，羅馬帝國因為鉛中毒而滅亡的說法也相當有名，像是當時貯藏葡萄酒的容器是鉛製的，還有水管是鉛造的等等。

事實上，鋅是人類不可或缺的必需礦物質。**鋅的重要作用之一就是刺激荷爾蒙分泌**，尤其對於性激素、甲狀腺荷爾蒙、胰島素的合成更是必不可少。

因此男性如果缺乏鋅的話，就會造成男性荷爾蒙（睪固酮）不足，不僅精子或精液顯著減少，也會開始逃避性行為本身。

不僅男性如此，對女性也造成影響。促進濾泡刺激素或黃體成長激素運作的就是鋅。這些激素不僅與性功能密切相關，缺乏鋅更會使卵巢功能衰退，增加懷孕的難度。

缺乏鋅不僅是好鹽攝取不足的問題，也是因為攝取太多食品添加物所含的植酸（酸味劑）或多磷酸（黏著劑），這些成分具有阻礙鋅吸收的螯合作用（排出有害重金屬的作用）。

即使每天正常飲食，也有可能因為這些添加物而陷入缺乏鋅的狀態。含鋅量較多的食物包括種子與海藻，其中又以南瓜籽、松子和芝麻等為最。

溫習

One Point Review

鋅是必需礦物質，稍有不足就會失去精力。

超過五十歲血壓正常值一三〇／八五 mmHg 真的沒問題嗎？

相信很多人大概從四十歲開始就注意起血壓，甚至從五十歲開始每天測量血壓吧？而在意血壓的人當然會「減鹽」。

正如前文所述，即使減鹽也無法治癒高血壓，但令人費解的是，只要超過一四〇 mmHg 就會被診斷為高血壓，拿到處方藥。

但請稍微思考一下，每個人的生活習慣都不同，飲食偏好也各異，工作方式也有分體力勞動與辦公作業，條件截然不同，但無論三十歲還是五、六十歲，正常血壓的基準卻一律都是一三〇／八五 mmHg。

這究竟是什麼道理？是故意製造出高血壓患者，開立處方藥，好讓製藥公司可以大賺一筆嗎？

如果每天攝取氯化鈉含量百分之九十九以上的化學鹽，不僅無法治癒高血壓，持續服用降血壓藥更是有非常高的可能，使人在不久的將來罹患失智症。

血壓之所以會高，本來就是因為身體判斷有此必要，才讓血壓升高的。舉例而言，如果一個人缺乏運動，又對於飲食毫不在意，整天只吃拉麵或牛丼等自己喜愛的食物，那麼體內當然會累積老廢物質。當老廢物質不僅累積在細胞周圍或淋巴管，連血液也變黏稠時，可以想見的是，因為必須讓血液或淋巴液流動，所以不得已只好讓血壓升高，勉強促進流動。

除此之外，血壓也會隨著壓力的累積而升高。光是每天在公司面對討厭的上司或同事就足以形成壓力了，有時還因為是工作而不得不一起共事。在覺得「真討厭」的瞬間就會形成壓力，血液中會開始形成一種叫纖維蛋白的凝血物質。這個纖維蛋白在受傷等情況下會發揮止血的功能，但感覺到壓力時卻會讓血液本身變得黏稠。纖維蛋白的成分與蛇毒十分相似，人被蛇咬到以後，之所以會在幾分鐘之內死亡，就是因為蛇的劇毒會使血液凝固，導致血液無法流動的緣故。壓力在這種物質的影響下會使血液變得黏稠，因此這時若不提高血壓讓血液流動，將會難以維持生命。

若持續累積壓力，自律神經也會失調。

當血液變乾淨，血液循環變順暢，血壓自然會穩定維持在一二〇／七五 mmHg。

溫習

One Point Review

血壓升高是身體狀況的警訊。

第 4 章

體內環境混亂是致病的原因

保持心臟與血液乾淨就不會生病

保持心臟與血液乾淨，自古以來又稱**「氣血調和」**，是維持健康非常重要的事。重要歸重要，並不是那麼容易就能改善。尤其現代人經常面對各種誘惑，如果沒有保持相當程度的清晰意識，很容易隨波逐流。

電視上經常播放美食節目，雜誌上也充滿美食相關報導，書店裡陳列著許多介紹餐廳、拉麵等情報的美食雜誌。即使沒有興趣，也會不自覺地拿起來翻閱，看著那些令人垂涎的美食，不禁想大快朵頤一番，自制力就在那一瞬間瓦解潰散。

常吃美食絕對會讓血液變髒。即使維持完美的飲食生活，意識也處於不偏不倚的狀態，但只要長時間缺乏活動，血液的循環一定會惡化。

一旦血液沒有循環至身體各個角落，就無法完整輸送供給身體細胞運作的氧氣與營養素。

提升血液的品質就是提升細胞的品質，進而改善全身的功能。

保持心臟與血液乾淨的氣血調和很重要。

提升細胞品質的注意事項

我們的細胞約有三十七兆個，只要供給這些細胞充分的營養與氧氣，細胞就會開始勤奮地工作。細胞勤奮工作下所產生的老廢物質，會先經過血管或淋巴管，再由肝臟或膽囊處理，最後透過尿液、糞便或呼氣排泄掉老廢物質。

代謝順暢時，全身大約三十七兆個細胞會正常發揮作用，因此全身的器官與臟器的功能也會提升。

整頓飲食生活能夠提升細胞的功能，並改善健康水平。**因為血液是食物製造出來的，而細胞又是由血液所供養，可見飲食生活的品質有多麼重要**。

隨著細胞老化與死亡，新的細胞會加以取代。除了腦、神經和心臟，其他細胞平均一輩子會汰換約六十次。

細胞汰換時，最好能夠製造出品質好的細胞，但若血液的品質不佳，新生成的細胞品質也會不好，而血液品質不佳可說是飲食生活不佳的結果。

假如採取錯誤的飲食生活，一邊攝取速食、含有許多食品添加物的加工食品、氧化的油品等，製造品質不好的細胞，一邊又嘗試各種健康法或治療法，效果恐怕也有限。什麼才是製造出好細胞的基本條件，是我們必須充分思考的問題。

好細胞來自於乾淨的血液。

如何才能製造出對的細胞？

關於身體的細胞，請把它想成一個個獨立的單細胞生物。

細胞周圍隨時有體液在流動，體液中含有各種營養素或氧氣，必要時會被吸收進細胞內，在細胞內部發生克氏循環（檸檬酸循環）等各種生理現象。

這種在體內進行的生命現象又稱「燃燒」，燃燒能產生能量，促進細胞活動。就像木頭或紙張燃燒會產生灰燼一樣，細胞燃燒也一定會產生老廢物質，因此必須排泄到外面才行。若排泄不順暢，細胞就無法活躍地運作。為了讓排泄順利進行，體液中的必要營養素如果不均衡，細胞的功能會衰退，長期下來就會死亡。

細胞若要持續存活，體液是非常重要的環境，而體液是由血液所構成，幾乎可說體液就等同於血液。

讓血液維持在品質好的狀態，就是讓細胞生存的環境維持在好的狀態。只要持續改善體內的條件，即使有癌細胞之類的異常細胞，也會被分解排除，並能夠製造出新的正常細胞。因此，無論罹患什麼樣的疾病，只要全身約三十七兆個細胞都恢復正常，就能夠完全治癒。

像野生動物就是一個很好的例子。獅子等動物受傷時會怎麼辦呢？其實就是一直待在原地，什麼也不做。光是一動也不動地睡覺，損傷的細胞就能夠恢復正常，重獲健康。傷口復原之後，飢餓的獅子會立刻去尋找獵物填飽肚子，以餵養細胞。

從前的人類似乎也一樣，只要生病就一直躺著睡覺，什麼也不做就能恢復健康，因為人類的身體原本就是這樣設計的。

東京工業大學榮譽教授大隅良典藉由解析「細胞自噬」的機制而獲得諾貝爾獎。若細胞自噬（自食作用）的作用活化，身體就會從細胞層級開始全面淨化。細胞自噬作用活化的條件是飢餓狀態，只要從晚餐後到隔天中午都維持不進食的狀態，細胞自噬功能就會從十六小時後啟動，開始進行身體的淨化作用。這證明了不吃早餐與健康的維持大有關聯。

然而，由於現代人的生活條件惡化得太嚴重，因此光是睡覺也無法恢復健康，必須採用各種治療方法才行。若要說什麼是絕對重要的條件，那就是維持血液的乾淨和建立正確的意識。

溫習
One Point Review

靠血液整理細胞的周邊環境。

近來，腸道細菌或腸道菌叢等詞彙使用得越來越頻繁。腸道細菌指的是生存在腸道裡的細菌，這些細菌也統稱為腸道菌叢。

腸道細菌分成好菌、壞菌與中間菌，據說**要保持腸道環境正常，重要的是讓細菌的比例維持在好菌二、壞菌一、中間菌七的比例**。

腸道內有一百兆個可以培養的菌，與一千兆個無法培養的菌。這些腸道細菌會將食物處理成有用的成分，或是分解有害的成分以保護身體。在腸道細菌的比例中，一旦壞菌占上風，就會對身體狀況造成劇烈變化。

雖然不至於引發具體的疾病，卻容易使人感到焦慮、沒耐性或失去做事的動力。

最明顯的一點就是，壞菌較多的人，放屁也異常地臭；反之，好菌較多的人放的屁，幾乎可說是一點臭味也沒有吧。

這樣的差異從何而來呢？當然就是來自於每天的食物與飲水的影響。

如果毫不在意地使用自來水煮菜或飲用自來水，自來水當中的有害物質很有可能會殺死腸道細菌，或是讓食物的營養素在煮菜時流失。

若用植物的根部來比喻腸道，只要根部稍有損傷，就會變得難以從土壤中吸收養分，最後導致植物枯萎。腸道的內容物若用植物來比喻就好像土壤。若一直給植物灌溉品質差的肥料或水，在微生物無法繁殖的情況下，植物也無法健康地成長茁壯。

人類也和植物一樣，一旦腸道環境失衡，血液就不會變乾淨，細胞的功能也無法提升。

有一點必須充分理解的是，我們的身體是由食物所供給養分，而**腸道環境不佳就會使人生病**。

因此，每天注意並體貼自己的腸道，是一件很重要的事。

人類的身體可以因為心與食物而變好，也可以變差。可惜的是，很多人即使身體變差了，也不打算往好的方向改善。

如果了解腸道環境的重要性並多體貼自己的腸道，飲食生活自然也會改善才是。

腸道細菌是讓血液變乾淨的第一步。

大概一直到十幾年前，味精還被稱作化學調味料。現在雖然名稱改變了，但本質依然是化學調味料。

在美國，味精被稱為MSG（Monosodium Glutamate＝麩胺酸鈉）。過去曾有人提出味精會妨礙神經傳導物質或具有致癌性等說法，但始終沒有發現確切的證據。不過味精在美國受人排斥，有些餐廳甚至會在門口貼上斗大的「NO MSG」標示。

現在的味精原料雖是玉米，但完成的製品卻和藥物一樣。

這些東西進入體內以後，有一部分會變化成煤焦油。煤焦油也有可能會變化成具有致癌性的苯并芘（benzpyrene）。據說孕婦若長期攝取味精，產下障礙兒（畸形兒、先天異常）的機率也會提高。

然而，麵包、蛋糕、綠茶、味噌、零食餅乾、泡麵、杯麵、冰淇淋等幾乎各種食物當中，都有可能使用味精。

尤其經常外食的人，往往在不知不覺間吃進大量的味精。

食品添加物並非只有味精而已，光是日本厚生勞動省承認的食品添加物就為數不少了，若每天攝取一點點，就會像拳擊的腹部攻擊一樣，抵抗力慢慢消失，身體逐漸生病。偶爾攝取少量的食品添加物，與每天攝取少量的食品添加物，對身體造成的影響明顯不同。

現代生活中攝取的農藥或食品添加物多達一百種以上，攝取量也高達每年平均四到五公斤的程度，應該**沒有人能夠在體內處理這麼多有害物質**才對。

光是食品添加物就有這麼多的量被攝取進體內，更別說農藥，有無以計數的藥品都有使用。

日本每年進口大量馬鈴薯、玉米、小麥、黃豆、紅豆等作物，但這些作物在栽培時恐怕都有使用日本禁用的農藥，裝船時則大量使用採後處理（殺蟲劑、防黴劑）。

通常只要牽涉到對企業不利的事，大眾媒體一律不予報導，簡直就像北韓的新聞管制一樣徹底。

唯一受害的，只有被蒙在鼓裡的消費者而已。這或許就跟在日本某大型麵包製造商工作的人，說自己絕對不吃公司的麵包是同一回事吧。

光是蔬菜的部分，就已經使用了大量的農藥或採後處理，但進口的東西並不是只有蔬菜而已，還有水果、牛肉、豬肉、雞肉、羊肉等，族繁不及備載。

而且從以前就一直有人在談，**加速牛生長所使用的荷爾蒙劑，已經成為世界性的問題**。

歐盟已禁止進口殘留荷爾蒙劑的美國牛肉，俄羅斯禁止進口殘留合成荷爾蒙劑的澳洲牛肉，中國也禁止進口含有合成荷爾蒙劑的美國牛肉。

所以那些被禁止的牛肉究竟到哪裡去了呢？當然就是登陸日本，跑進各位的胃裡。

各位不覺得最近有很多專賣便宜牛排的店嗎？那就是被國外禁止的牛肉正大光明地來到了日本。因為大眾媒體也不報導，所以大家都不知道。

俗話說便宜沒好貨，這實在是令人困擾。

雖然全世界都在瘋牛排，但別吃安全性存疑的進口牛肉。

將食品傷害減到最小的飲食搭配祕訣

我想只要是採行長壽飲食法的人都知道，吃魚和吃肉時，怎樣搭配才能讓食品的傷害減到最小。

那麼這裡就來介紹一些可以中和食品毒素的食物，好讓不了解長壽飲食法的人，也能夠將健康傷害減到最小。

在法國，吃肉時一定會搭配馬鈴薯料理。日本也有韭菜炒蛋，而韭菜與雞蛋也是絕配。以前的人是不是從經驗上發現這些事的呢？

此外，還有一件事鮮有人知，就是咖啡加鹽一起喝，味道會變得溫潤，也可以預防身體虛寒。

將食品傷害減到最小的飲食搭配

砂糖	◎海藻（尤以裙帶菜、羊栖菜為佳） 〇菊芋、薏仁、鹽、紅味噌、醬油、梅醬番茶
肉	◎蔥、韭菜、香菇（尤以乾香菇為佳） 〇大蒜、辛香料（尤以胡椒為佳）、馬鈴薯、番茄、豆芽菜、青椒、茄子、豆類、蘋果
魚	◎白蘿蔔、薯芋類（尤以小芋頭、蕃薯為佳） 〇南瓜、薑、山葵、山椒、柚子、檸檬、夏蜜柑、蜜柑
淡水魚	◎牛蒡、醋味噌
章魚、魷魚	◎海藻、薯芋類
貝類、蝦子、螃蟹	◎海藻、醋醬油
牛奶	◎海藻、薏仁、黃綠色蔬菜
雞蛋	◎香菇、韭菜 〇蔥、蘋果
油脂	◎柑橘類果汁、薏仁、菊芋、南瓜、葛、海藻（尤以海蘿為佳）、白蘿蔔葉、魁蒿、蒲公英、韭菜、豆芽菜、胡蘿蔔、小米、黃綠色蔬菜
白米	◎糙米胚芽、小麥胚芽、黑芝麻、白芝麻 〇海藻、鹽、味噌、酸梅
水果	◎鹽 〇紅味噌、醬油、酸梅
酒精飲料	◎燉薯芋類、南瓜、胡蘿蔔、蓮藕、牛蒡、白蘿蔔等等 〇醃漬物、海藻、味噌、酸梅
咖啡、果汁	◎鹽 〇海藻

◎代表解毒效果優異的食品，〇代表普通的解毒效果。食用時，同時攝取的效果最好。

第 5 章

好鹽能讓女人與男人都健康美麗！

女性的肌膚如果有一點暗沉或粗糙，還可以靠化妝來隱藏，但男性的健康狀態卻會直接顯現在臉上。不論男女，大家都希望肌膚能夠時常保持健康與彈性。

此時，可以在美容上派上用場的，就是將鹽溶進水裡的「鹽水」。只要隨時準備好自製的鹽水，就能夠在需要的時候派上用場。

製作鹽水時，請務必使用燒鹽。

因為使用燒鹽的話，海水裡的雜質或毒素會消失，所以可以安心地塗在肌膚上。

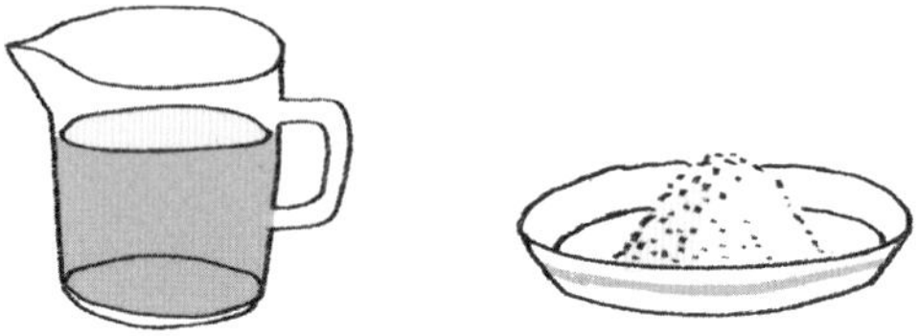

製作 100ml 鹽水：水 90ml ＋燒鹽 10g
製作 200ml 鹽水：水 180ml ＋燒鹽 20g
製作 300ml 鹽水：水 270ml ＋燒鹽 30g

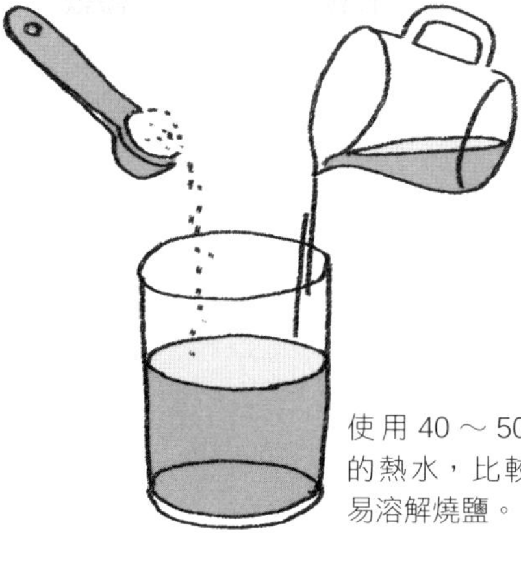

使用 40 ～ 50 度的熱水，比較容易溶解燒鹽。

把鹽水裝進分裝瓶裡，方便使用。

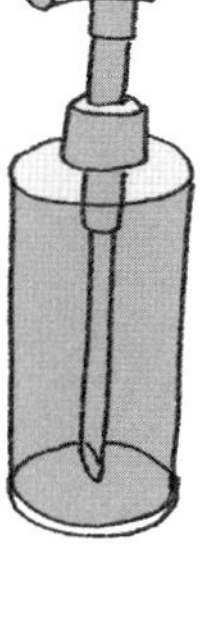

鹽水勝過肥皂

鹽水可以用來代替肥皂。

肥皂大致可以分成以下兩種，一種是脂肪酸鈉（鈉皂），也就是用油脂與氫氧化鈉（苛性鈉）共煮出來的**固體皂**，另一種則是脂肪酸鉀（鉀皂），也就是用油脂與氫氧化鉀（苛性鉀）共煮出來的**液體皂**。

在很多人使用的這些肥皂當中，含有許多香料、乙二胺四乙酸鹽、對羥基苯甲酸、色素等添加物。至於添加這些東西的理由，則是為了增強洗淨力和製造出清爽感等等。

雖然從洗淨力來說，鹽水比不上肥皂，但

確認一下目前使用的肥皂中，是否含有添加物吧！

- 對羥基苯甲酸：防腐劑、抗菌劑
- 棕櫚油脂肪酸：過敏反應
- 焦油色素：皮膚傷害、致癌性
- 乙二胺四乙酸鹽：皮膚傷害、致癌性
- 香料：皮膚傷害或過敏反應
- 羥基乙叉二膦酸：對人或生態系造成負面影響、破壞臭氧層

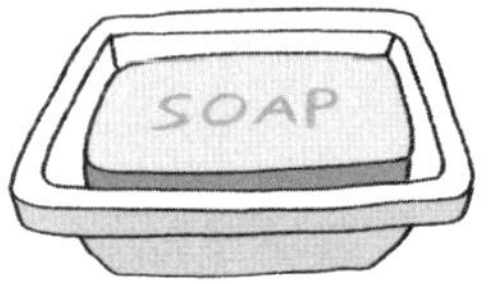

從健康效果來看，卻有很多不能錯過的優點。
如果平常能夠養成使用鹽水的習慣，相信不僅是女性而已，連男性也能夠感覺到肌膚變美了。

鹽水的使用方法

接下來，用鹽水來洗臉看看吧。
先按兩下瓶子或裝兩大匙鹽水在手心，試試看效果如何。
無論如何都想用肥皂洗臉的人，請先用「無添加肥皂」清洗一遍，再試用鹽水吧。
之所以建議使用無添加肥皂，是因為其中

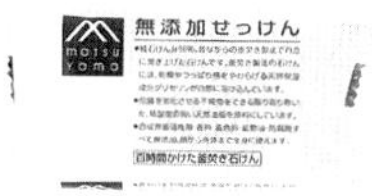

MIYOSHI 無添加肥皂

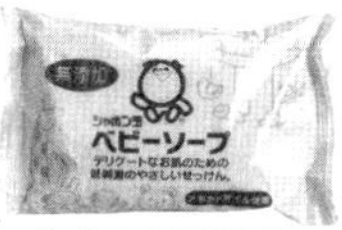

泡泡玉嬰兒皂

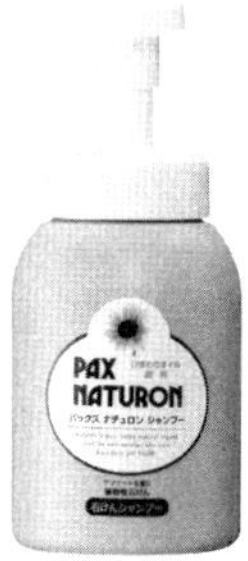

PAX NATURON 洗髮精

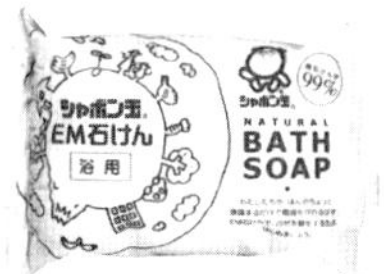

泡泡玉 EM 肥皂

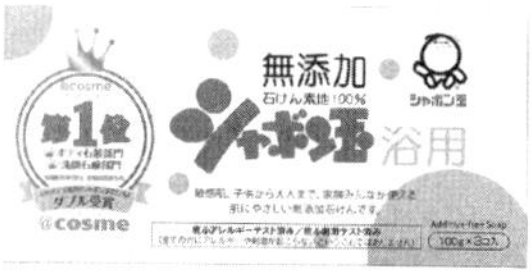

無添加泡泡玉浴用

不含香料或添加物，所以我認為比較容易感受到鹽的效果。

可以分別嘗試先用肥皂清洗再使用鹽水，和直接使用鹽水清洗有什麼不同。

此外，鹽水也可以活用在洗手的時候。請先放一點鹽水在手中，仔細清洗三分鐘左右，再用水沖乾淨，手會變得滋潤滑嫩。

不僅如此，鹽水也具有相當高的殺菌效果，可以擊退感冒等病毒。

鹽浴泡澡很舒服

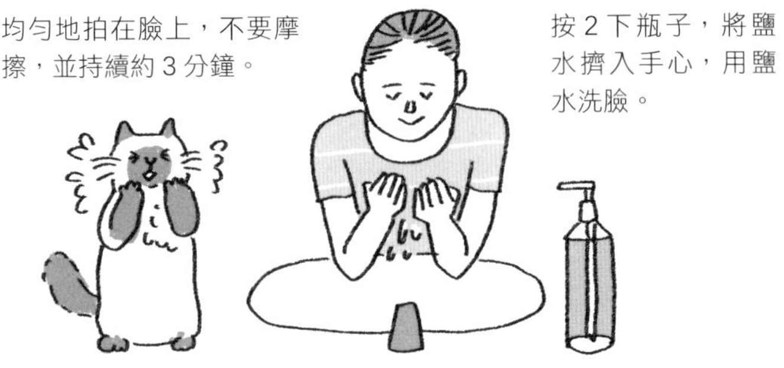
按 2 下瓶子，將鹽水擠入手心，用鹽水洗臉。
均勻地拍在臉上，不要摩擦，並持續約 3 分鐘。

雖然統稱為鹽浴，但大致上還是可分成兩種。

①在浴缸裡加鹽後入浴。②用鹽水清洗身體後，直接泡進浴缸裡（參照一七〇頁）。

無論如何，有一件事請務必注意，如果平常泡澡時習慣使用入浴劑的話，請勿在此使用入浴劑。由於入浴劑含有許多螢光劑、色素、添加物等成分，因此為了健康著想，最好盡量不要使用。

注入浴缸裡的熱水是過濾水嗎？還是直接使用自來水呢？雖然過濾泡澡用的熱水是一件非常麻煩的事，但我想就算只是蓮蓬頭也好，最好使用可以除氯的產品。

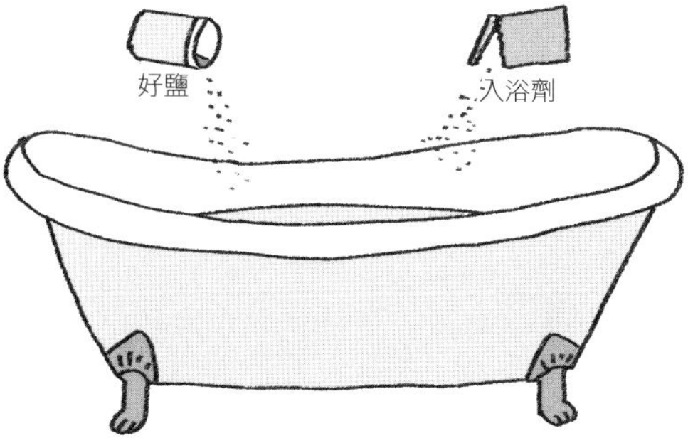

由於市售的入浴劑含有添加物，因此請不要使用入浴劑，只用好鹽的鹽水入浴即可。

由於肌膚不會吸收溶在熱水裡的氯，因此不會對身體造成問題，但有可能會傷到肌膚表面，使肌膚變得乾燥粗糙。

汽化的氯會瀰漫整間浴室，並經由肺部進入體內。

今後在注入熱水前，請先加入一公克的抗壞血酸，而不要使用入浴劑。抗壞血酸就是維生素C。

在網路上搜尋抗壞血酸會找到許多產品，價格也參差不齊。一公斤一千五百到一千六百日圓（約新台幣四百多塊）的產品完全沒有問題。品質都一樣，所以不必擔心。

只要在浴缸裡加入抗壞血酸，氯反應就會

蓮蓬頭請更換成可以除氯的蓮蓬頭

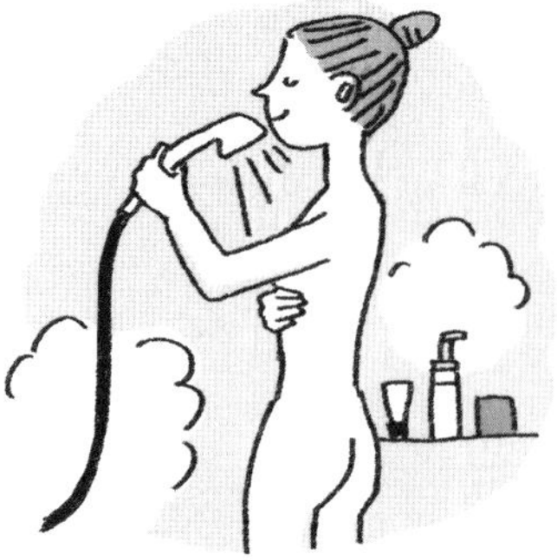

蓮蓬頭是可以更換的，不妨使用可以除氯的蓮蓬頭吧。

瞬間消失，可以好好泡個舒服的澡。當然，這並不會傷害到熱水循環系統，也可以再加熱。

使用的鹽

即使是泡澡的時候，也請絕對不要使用氯化鈉含量百分之九十九以上的化學鹽。

使用的鹽以礦物質平衡的海鹽為最佳。想要使用哪一家的鹽都可以，但請務必選擇製造確實的公司。

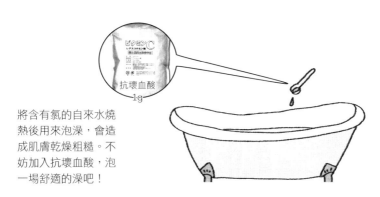

將含有氯的自來水燒熱後用來泡澡，會造成肌膚乾燥粗糙。不妨加入抗壞血酸，泡一場舒適的澡吧！

鹽浴的方法1

以下介紹第一種鹽浴的方法：在浴缸裡加鹽後入浴。

在熱水中加入 150g 海鹽。
鹽的部分，只要是海鹽皆可。

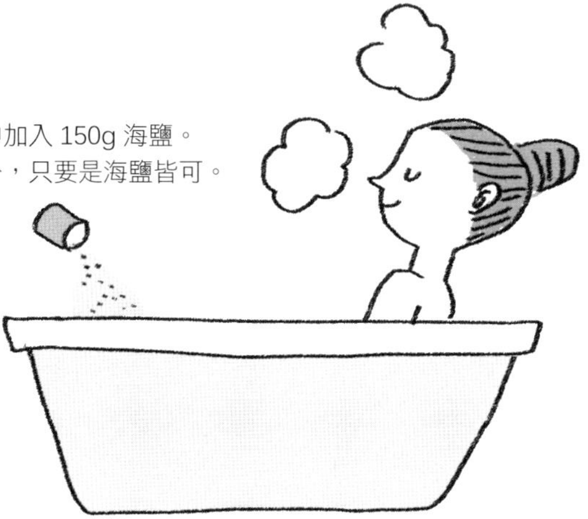

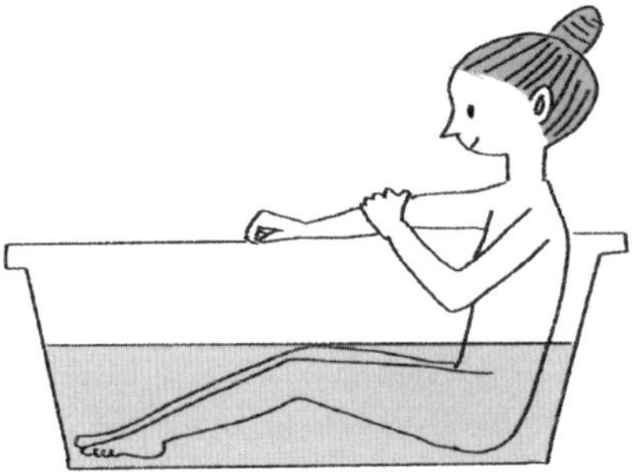

坐浴

在浴缸中注入熱水到高過骨盆的程度，加入 80～100g 的海鹽。一邊浸泡在浴缸裡，一邊用熱水擦拭全身肌膚，效果會更好。

以下介紹第二種鹽浴的方法：用鹽水徹底清洗身體後再入浴。

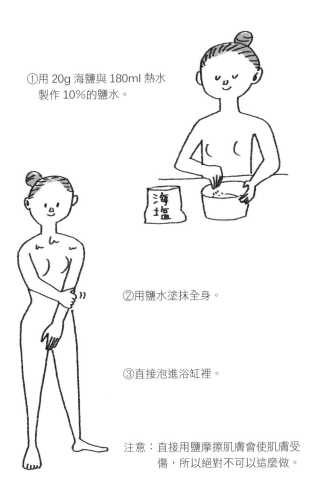

①用 20g 海鹽與 180ml 熱水
製作 10%的鹽水。

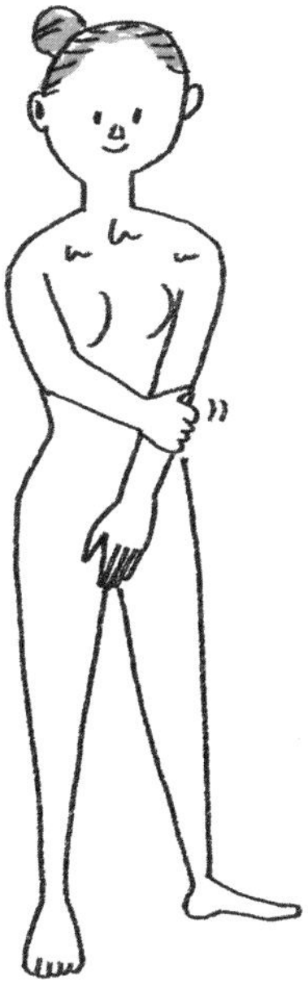

②用鹽水塗抹全身。

③直接泡進浴缸裡。

注意：直接用鹽摩擦肌膚會使肌膚受
傷，所以絕對不可以這麼做。

用鹽水洗頭髮

通常洗頭髮都會用洗髮精。有時搭乘電車等交通工具，手抓著吊環，看到女性乘客的頭頂，會意外發現她們的頭髮相當稀薄，而且還是二、三十歲的女性。或許也是因為她們的飲食生活有很多油炸物吧，但最大的問題還是洗髮精。洗髮精裡也充滿了危險的添加物。

除此之外，使用洗髮精也有可能洗掉太多皮脂，因此請找個機會試試看用鹽水洗頭吧。

由於鹽具有溶解蛋白質的作用，因此對身體或頭皮都很溫和。

使用鹽水代替洗髮精來洗頭

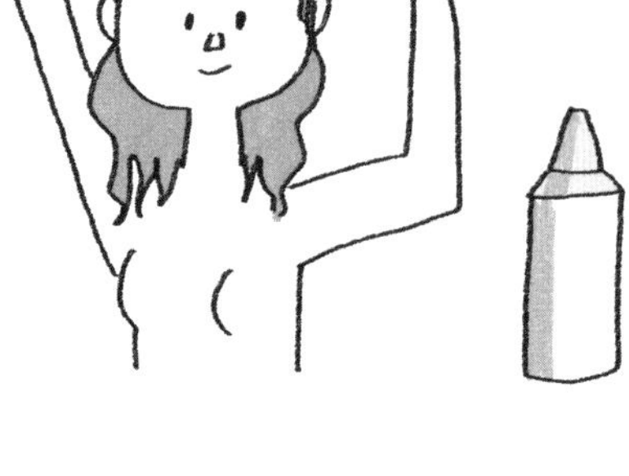

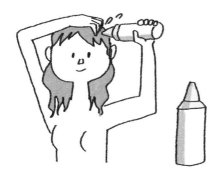

用10%的鹽水洗頭髮。千萬不能直接用鹽來搓揉頭皮，嚴重的話可能會傷到肌膚。

用百分之〇・三的鹽水沖洗鼻腔

在灰塵很多的地方，或者是因為感冒或花粉症而不停流鼻水時，建議可以**用鹽水清洗鼻腔**。

在游泳池裡，當鼻子進水時，會有相當刺痛的感覺。那也是理所當然的，因為用氯消毒過，所以當然會刺痛。就算是自來水也會刺痛。

不過如果是鹽水的話，絕對不會有刺痛的感覺。只要鹽分濃度是百分之〇・三就沒問題了。

順帶一提，血液的鹽分濃度是百分之〇・九，眼淚是百分之〇・二到〇・三。用來清洗鼻腔的鹽請務必使用**燒鹽**。預先調製鹽水，隨時方便使用。

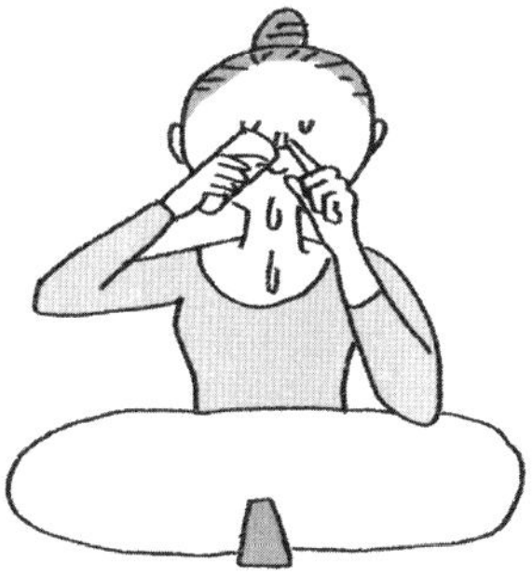

調製 1000ml：水 997ml ＋燒鹽 3g
調製 500ml：水 498.5ml ＋燒鹽 1.5g

用百分之〇・三的鹽水點眼睛

和清洗鼻腔時一樣，調製濃度百分之〇・三的鹽水，將用完的眼藥水容器徹底清洗，再裝入容器中。由於濃度與淚液相同，因此比眼藥水還不刺激。

一隻眼睛滴一到兩滴，當眼睛裡有髒東西跑進去，或是犯花粉症的時候，**一天滴好幾次也沒關係**。

在點完眼睛以後，也可以用手帕擦拭一下眼睛周圍。

只要隨身攜帶鹽水的眼藥水，就可以在眼睛出現乾燥等狀況時，立刻拿出來使用，相當地方便。

鹽水比市售眼藥水好

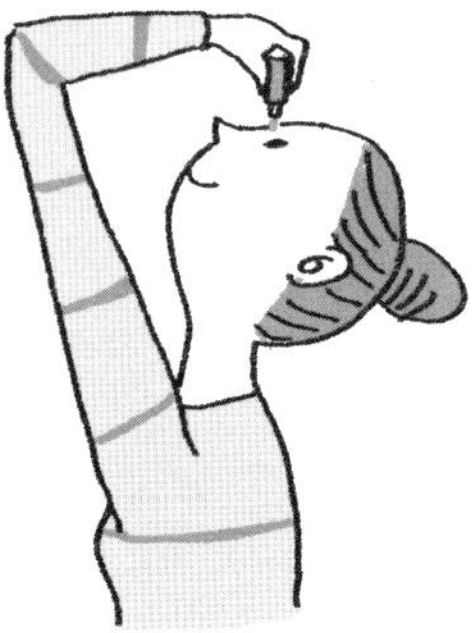

市售眼藥水當中添加了硼酸、對羥基苯甲酸、羥基氯苯胺、三氯叔丁醇、山梨酸鉀等防腐劑，請多加注意。

用好鹽刷牙

我們每天都會使用到牙膏，但你知道那裡面含有多少添加物嗎？當中含有月桂基硫酸鈉（白內障、味覺障礙）、丙二醇（致癌性）、氫氧化鋁（阿茲海默症、味覺障礙）、氟（致癌性）、色素、香料等各種有可能對健康造成負面影響的添加物。

如果為了健康刷牙卻刷出病來，可就得不償失了。用好鹽刷牙不僅能改善牙周病，還能預防口臭。健康的粉紅色牙齦是非常有魅力的。

使用的鹽要**選擇燒鹽**。

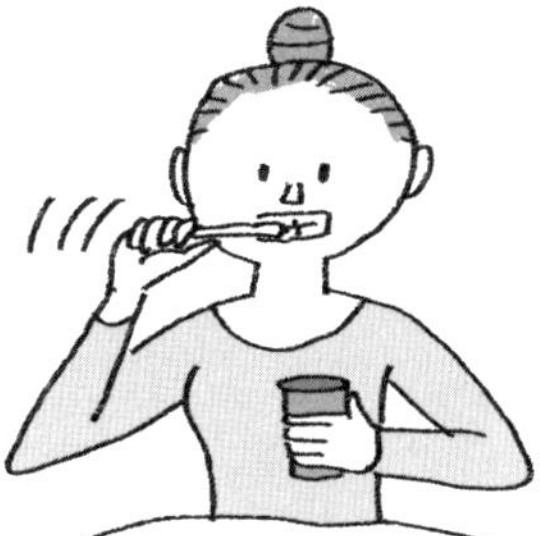

由於市售的牙膏當中含有許多添加物，因此不妨用牙刷沾上約 1g 的鹽來刷牙吧。

鹽也可用於治療異位性皮膚炎

礦物質平衡的鹽和海水一樣，具有**修復傷口的能力與抑制發炎的作用**。

當然，千萬不能使用含有添加物或香料的肥皂或沐浴乳。用手將百分之十的鹽水塗在肌膚上。

如果肌膚上有發炎，感覺會刺痛的話，請先用過濾水將鹽水稀釋到不會刺痛的程度再使用。每個人的過敏症狀不一樣，最好向專業醫師諮詢過再使用比較安全。

市售沐浴乳不適合自己身體的人也 OK

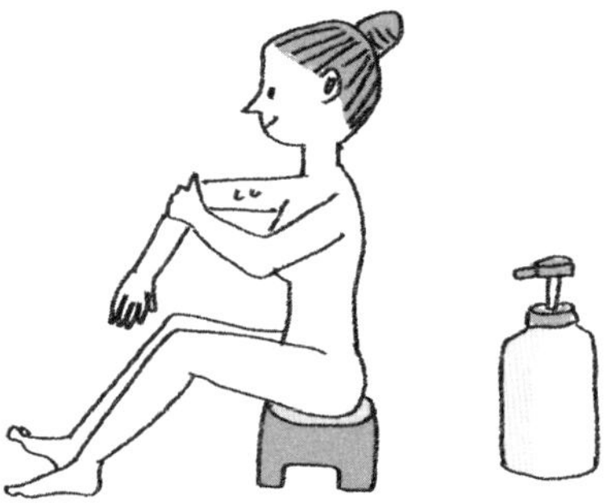

10％鹽水對市售沐浴乳不適合自己的肌膚，或有敏感肌、異位性皮膚炎的人也很有效。

小魚乾高湯會導致骨質疏鬆症！

據說美國或歐洲近來逐漸對日本的飲食文化改觀，以往比較不受歡迎的柴魚高湯或昆布高湯正掀起一股風潮。

雖然柴魚高湯或昆布高湯對日本人來說很尋常，但在現在的日本家庭當中，有多少家庭會使用柴魚高湯或昆布高湯呢？

大部分使用的都是柴魚風味的高湯粉或昆布風味的高湯粉吧？這些都是添加大量味精的產品。由於有些人需要考量到家計問題，因此我也不便多說些什麼，但如果想要使用安全的高湯，**最好選擇昆布高湯**。

可能有人會想，不是還有小魚乾嗎？有些高齡者或孕婦為了預防骨質疏鬆症，拚命吃煮完高湯後的小魚乾。持續吃小魚乾反而會造成缺鈣，加速骨質疏鬆症的惡化。

首先，魚貝類的油幾乎都是不飽和脂肪酸（DHA、EPA），雖然在體內有正面作用，但缺點是非常容易氧化。

說到小魚乾的製造方法，第一步是加鹽一起煮，然後用太陽曬乾，這時小魚乾會因為接觸到紫外線或空氣而氧化。請記住，乾燥後的魚貝類會產生大量的過氧化脂質，可能引發癌症、老化或動脈硬化。

除此之外，有些乾燥後的小魚乾為了看起來美觀，會添加螢光劑、防腐劑或抗氧化劑。

接下來就要談到骨質疏鬆症的原因了。

據說乾燥後的魚貝類含有豐富的鈣，而經過實際分析之後，當中確實含有許多鈣或礦物質。

只是雖說當中含有許多鈣，這些鈣卻會與磷或碳結合，變成磷酸鈣或碳酸鈣。

磷酸鈣或碳酸鈣不太可能光靠胃酸進行分解，這種型態的鈣在體內的利用率只有百分之二到三而已，大部分都會被排泄出去。

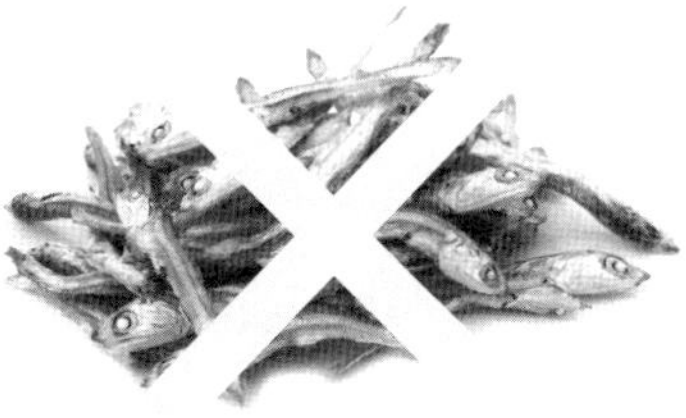

小魚乾所含的不飽和脂肪酸
會在製造過程中氧化。

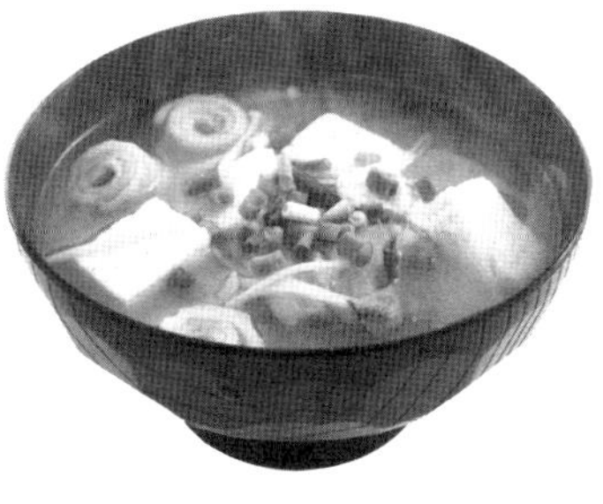

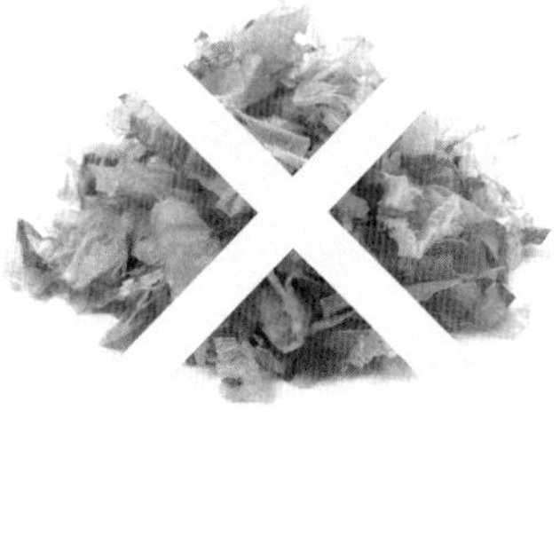

選用柴魚塊而非市售的柴魚
片，要煮的時候再現刨即可。

萬一排泄不順暢，有可能變成結石或動脈硬化的原因，需要特別注意。

鈣唯有在離子化並溶於水時，才能夠在體內被吸收。

溫習

One Point Review

吃小魚乾會提高罹患骨質疏鬆症的風險！

日式料理的基本是高湯，但小魚乾或柴魚片所含的不飽和脂肪酸（DHA、EPA）已氧化，必須特別注意。偶爾吃一次可以，但最好不要每天攝取小魚乾或柴魚的高湯。

至於何謂安全的高湯呢？就是**昆布與乾香菇**。

昆布是一種礦物質平衡的食品，只要用來熬煮高湯，就能夠攝取到必要的礦物質。熬煮高湯後的昆布大約還殘留著八成的營養素，所以可以直接食用，不需要丟掉。

最近市面上有一種將昆布磨成粉末的產品，使用這種產品就能夠攝取到昆布當中的所有營養素。

昆布有根昆布、籠目昆布等許多種類，有人說每天吃太多的話，會因為碘過量而對甲狀腺不好，但就算連續三年每天吃一百公斤的昆布，十萬人中大約也只有一人會甲狀腺功能失調，所以請放心食用。

用昆布熬煮高湯時，最佳比例是昆布七、乾香菇三。

如果無論如何都想要有動物性的味道，也可以用蛤仔、蜆等貝類或鮮魚肉來代替高湯。至於鮮魚肉的部分，由於柴魚或鯖魚會有腥味，因此如果用熱水淋在白肉魚上稍微燙過以後，再加入昆布熬煮，就能夠熬出美味的高湯。

若長期攝取小魚乾或柴魚片，身體會加速老化，除非是對健康有自信的人，否則最好不要天天吃。大概兩週吃一次小魚乾還沒關係，但吃的時候請一定要配著陰性的白蘿蔔泥一起吃。

柴魚片請盡量用柴魚塊現削，而不要用袋裝保存的柴魚片。雖然柴魚塊也會氧化，但削完後放著不用會繼續氧化，因此最好現削現用。

柴魚的製作方法如下：

【將柴魚切成三片】→【煮熟】→【煙燻】，這個階段完成就是「荒節」，然後再經過多次的【修整荒節形狀】↓【日曬】↓【長霉】循環，就能夠完成「枯節」。

柴魚的歷史悠久，也被記載在日本最早歷史書籍的《古事記》裡，據說在戰國時代，因為日文發音與「勝男武士」相同而被帶上戰場，武士們還靠著咀嚼柴魚來增加活力或對抗飢餓。

One Point Review

昆布與乾香菇的比例，以七：三最為健康美味！

週末斷食，替身體排毒

工作上因為要應酬或時間的關係，難免經常需要外食，或是無法在聚會時斟酌飲食。如果沒有檢查出什麼具體的疾病，那麼飲食的選擇也會流於隨性，覺得「反正只有今天而已，算了，沒關係」。

想要採行健康飲食生活的人，請每天像念咒一樣，在心中覆誦「不吃早餐」、「避免暴飲暴食」、「減少油炸物」，這種作法意外有效。最後要介紹一種最確實有效的方法。

就是我推行超過二十多年的**「週末斷食」**。

這種方法可以從週五晚上或週六早上開始。週五不吃晚餐，如果餓到受不了，就吃**葛粉溶在熱水裡做成的葛湯**。調味的部分，建議用味噌、醬油、燒鹽，或是蜂蜜、楓糖也可以。

葛在食品當中也算是效用範圍較廣的一種，是連漢方藥都會使用的好東西。效能包括提高腸胃、肝臟、腎臟、脾臟、心臟的功能，促進腸道細菌的繁殖。此外，它還能提高造血功能，促進血液循環，並提升免疫力。除了週末斷食，也可以用葛湯代替早餐，有助於抗老化。

葛湯的食用量並無限制。週六和週日也一樣只吃葛湯。至於茶和水的部分，喝多少都沒關係。

採行只吃葛湯的斷食法，可以快速清潔身體。

作者介紹

細川順讚

一九四八年生，NPO法人生命科學共同研究中心理事長，綜合醫療顧問。在第一線研究整合東西醫學、心身醫學、飲食療法（飲食養生）、民間醫學等領域的綜合治療法與健康法長達四十年以上，目標是推廣以飲食養生與心身控制（大腦現實法）為基礎的統合健康法。

以「只要活著就沒有治不好的病，所有疾病都可以自己治癒」為基本概念，在長壽飲食法創始者櫻澤如一所創辦的日本CI協會中，定期舉辦講座、工作室或提供個人指導，是一名活躍的長壽飲食理論指導者。在個人指導當中，藉由改善意識（BRM：大腦現實法）、飲食療法、身體調整、生活環境，引導人們實踐安全而有效的自我治療法，幫助人們在短期間內治癒。

著有《氣與食，驚人的平衡力量》（主婦與生活社）、《食養生大全》（合著，洋泉社）、《莓醬蒲公英茶健飲法》（青春出版）、《長壽飲食法，吃出健康的食譜》（合著，永岡書店）、《食養讀本女性篇》、《食養讀本生活習慣病篇》（日本CI協會）等書。

在NPO法人生命科學共同研究中心，專為團體、醫療相關機構、健康相關企業等提供健康指導或舉辦講座、演講，並針對滿足安全性、有效性、簡便性、經濟性的條件，且符合消費者利益的優良營養補充品研發提供建議。

生命科學共同研究中心：FAX 0533-89-1622
E-mail:minnano_npo@seimeiken.jp
http://www.seimeiken.jp/

HealthTree
健康樹 健康樹系列 113

吃對鹽飲食奇蹟

からだに「いい塩・悪い塩」

作　　者 細川順讃
譯　　者 劉格安
總 編 輯 何玉美
主　　編 紀欣怡
責任編輯 林冠妤
封面設計 張天薪
內文排版 許貴華

出版發行 采實文化事業股份有限公司
行銷企劃 陳佩宜・黃于庭・馮羿勳
業務發行 盧金城・張世明・林踏欣・林坤蓉・王貞玉
會計行政 王雅蕙・李韶婉
法律顧問 第一國際法律事務所 余淑杏律師
電子信箱 acme@acmebook.com.tw
采實官網 http://www.acmebook.com.tw
采實粉絲團 http://www.facebook.com/acmebook

ISBN 978-957-8950-46-7
定　　價 300元
初版一刷 2018年8月
劃撥帳號 50148859
劃撥戶名 采實文化事業股份有限公司
104台北市中山區建國北路二段92號9樓
電話：(02)2518-5198
傳真：(02)2518-2098

國家圖書館出版品預行編目資料

吃對鹽飲食奇蹟 / 細川順讃著 ; 劉格安譯 . --
初版 . -- 臺北市 : 采實文化, 2018.08
面 ; 公分 . -- (健康樹系列 v113)
譯自 : からだに「いい塩・悪い塩」
ISBN 978-957-8950-46-7(平裝)

1. 鹽 2. 另類療法 3. 健康法

418.99　　107009855

采實出版集團
ACME PUBLISHING GROUP